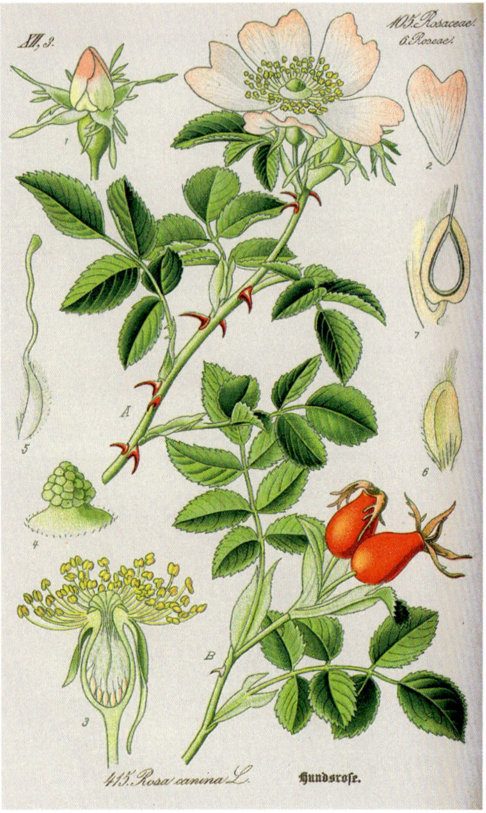

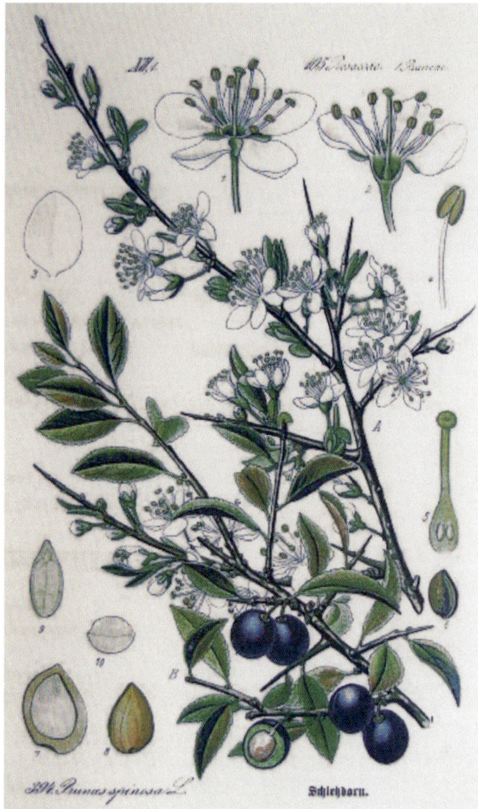

Zeichnung von Otto Wilhelm Thome` (1840-1925)

Zum Geleit

Schlehen und Hagebutten (Wildrosen und Kartoffelrosen) sind in der freien Natur häufig anzutreffen, oft wachsen sie auch direkt an einem Standort nebeneinander.

Wir stellen Ihnen, verehrte Leser, die Gehölze in Geschichte und Herkunft, Namensgebung und Biologie vor.

Ebenso lernen Sie die vielseitigen Verwendungsmöglichkeiten der jeweiligen Pflanzteile in der Volksmedizin kennen und erfahren in einem ausführlichen Rezeptteil wie Sie Schlehen und Hagebutten auch in der Küche verwenden können.

Evemarie und Dr. Frank Löser
Frühjahr 2013

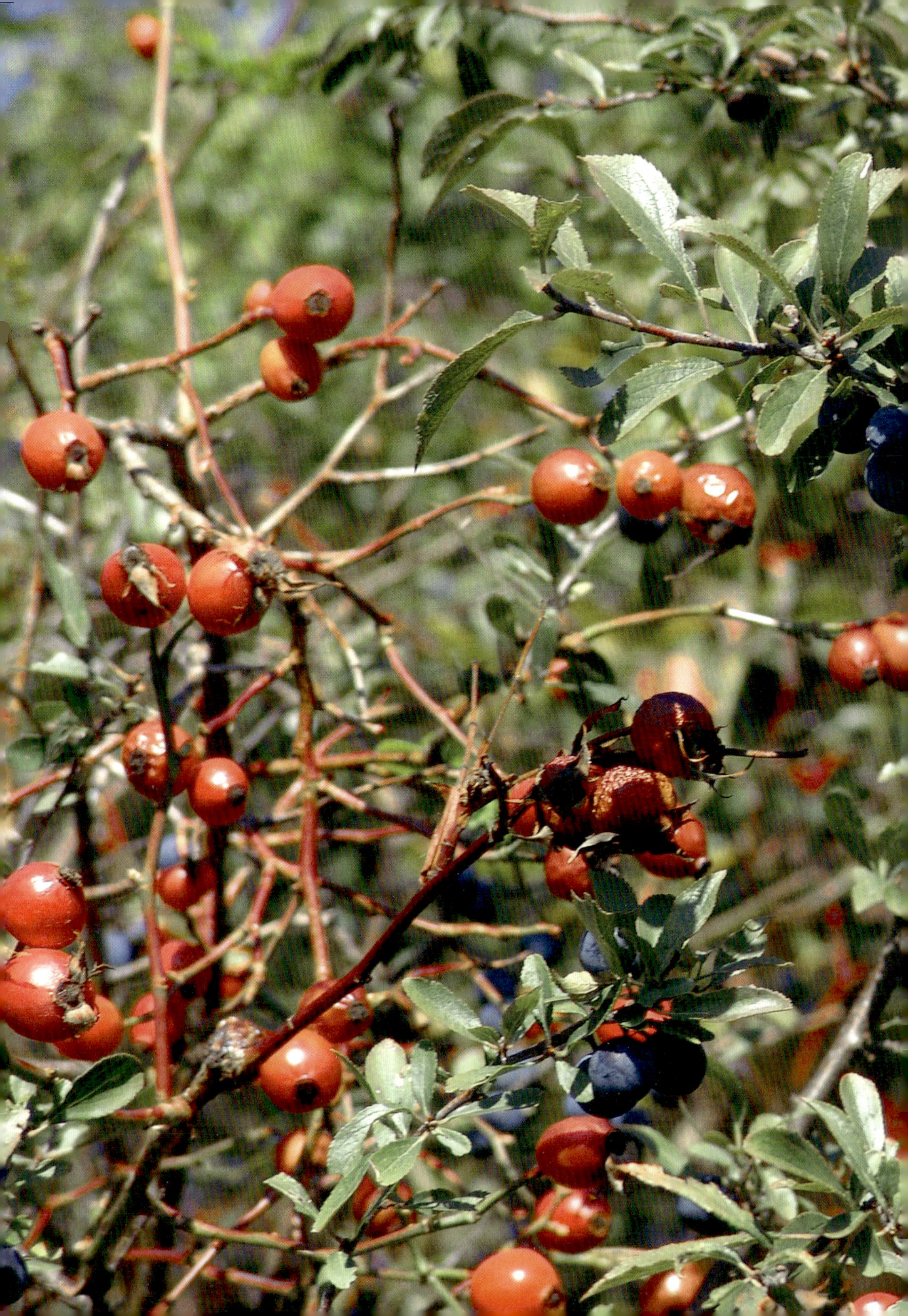

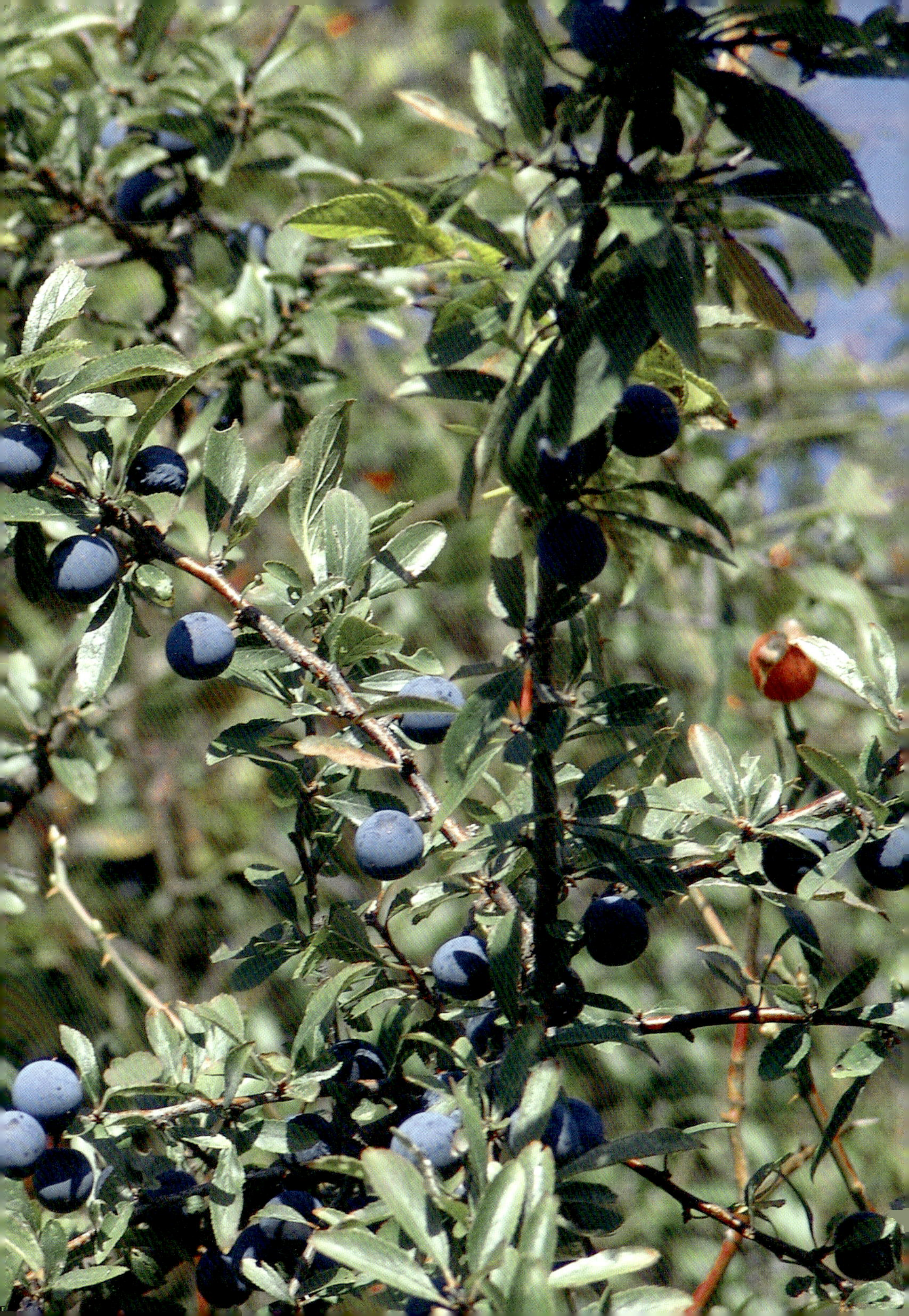

Geschichte und Herkunft der Schlehe

Die Schlehe (Prunus spinosa) gehört, wie viele andere Obstgehölze auch, zu den Rosengewächsen – Rosaceae und gilt als die Stammform unserer Pflaume. Bereits Leonhart Fuchs (1501 – 1566) bezeichnete in seinem Buch, das er 1543 drucken ließ, die Schlehe auch als wilde Pflaume. Er wies darauf hin, dass die Schlehe nicht in Gärten sondern in Hecken wachse. Die Schlehe soll, so die Überlieferungen, bereits 1554 erstmals in einem Rezept erwähnt worden sein.

Namensdeutung und botanische Vielfalt

Der Gattungsname Prunus bedeutet in der Übersetzung Pflaume. Der Schlehdorn gilt als Stammform der Kulturpflaume; aber auch Pflaume, Kirsche und Pfirsich tragen den gleichen Gattungsnamen.

Der Name Schlehe kommt mit großer Sicherheit von der Farbe der Frucht: Sli, und das bedeutet bläulich. Auch im Indogermanischen bedeutet Sli bläulich. Im Althochdeutschen wurde die Schlehe als sleha, im Neuhochdeutschen als slehe bezeichnet. Auch der bekannte Pflaumenschnaps Slivovitz beinhaltet die Silbe Sli.

Die Bildung des Namens Schlevogt entspricht der einer Reihe alter Amts- und Berufsbezeichnungen. Der erste Bestandteil weist offensichtlich auf eine Pflanze, die Schlehe – auch als Schleh- oder Schwarzdorn bezeichnet – und deren gleichnamige Frucht hin.

Familiennamen mit der von der Pflanze abgeleiteten Silbe „Schleh" können sich auf die Pflanze allein, ihre Teile, ihre Eigenschaft oder auf die daraus gewonnenen Erzeugnisse beziehen.

Bild S. 8-9: *Typisches Feldheckengehölz*

Auch Orte, Wege etc. (Schlehenweg, Ostseebad Prerow), Flurstücke, Gasthäuser (Gasthof Schlehenmühle, Schlehenmuehle Egloffstein), Apotheken (Schlehen-Apotheke im Schlehenweg Leipzig) haben die „Schlehe“ im Namen.

Der Artname „spinosa“ = dornig, weist auf die vielen Dornen dieses Strauches hin. Wer schon einmal Blüten oder Früchte gesammelt hat, weiß wie mühevoll und schmerzhaft das ist.

Der heutige deutsche Name „Schlehe“ stammt vom altdeutschen Wort „schleh“. Das bezeichnet den herben bis matten, auch stumpfen bis pelzigen und den Gaumen zusammenziehenden Geschmack der Früchte, die noch keinen Frost hatten.

Weitere deutsche Namen, oft auch nur regional so bezeichnet, sind: Bockbeerli, Deutsche Akazie, Haferpflaume, Dornschlea, Dornschlehe, Dornstrauch, Effken, Eschendorn, Haferpflaume, Haagpflaumen, Hagedorn, Hageldorn, Hegeldorn, Heckdorn, Heckendorn, Hekadorn, Kratzdorn, Kietkepflaume, Kietschkepflaume, Kriechele, Prunelle, Saudorn, Saudornbeere, Sauerpflaume, Schaia, Schlaiâ, Schlechbeeri, Schlehdorn, Schlehendorn, Schliche, Schliecheberi, Schliehe, Schlije, Schlinge, Schlingeheck, Schlingenstrauch, Schlinken, Schlinne, Schliere, Schwarzdorn (Hinweis auf die schwarze Rinde), Schwarzdornfrüchte, Silen, Sleedurn, Slêne, Slênerte, Sleuerte, Sliėn, Slöne, Slüenken, Spilling, Spinelle, Weiße Apfelblüte, Wilde Pflaume, Wilde Schwester der Pflaume, Wilder Zwetschgenbaum.

Je nach Region werden diese Bezeichnungen nur für einen Teil der Schlehe oder auch für das gesamte Gehölz verwendet.

Bereits in Pfahlbauten, die aus der jüngeren Steinzeit stammen, wurden Kerne von Schlehenfrüchten gefunden. Es kann also durchaus sein, dass Schlehen bereits damals als Nahrung genutzt wurden. Auch Ötzi soll bei seiner Wanderung über die Alpen Früchte der Schlehe bei sich gehabt haben.
Die Germanen benutzten die Schlehe neben Weißdorn und Haselnuss zur Pflanzung von Schutzhecken. Neben der „stacheligen Abwehr" sollten auch die antidämonischen und zauberabwehrenden Kräfte wirken. Otto Höfler (1901 – 1987) war Mediävist (Wissenschaft vom europäischen Mittelalter) und spricht diesbezüglich von einem „echt germanischen Strauch".

Verbreitungsgebiete

In Europa ist die Schlehe fast überall verbreitet und gilt als eurasisches Florenelement. In Nordeuropa geht sie bis zum 68. Breitengrad hoch. Ihre Herkunft, auch Genzentrum genannt, liegt in Vorderasien. Vermutlich ist sie in der Jungsteinzeit nach Mitteleuropa eingewandert. Das Verbreitungsgebiet in Europa geht im Norden bis Schottland und Skandinavien, im Osten bis zum Ural. Sogar bis nach Vorderasien und Nordafrika ist sie gewandert. Im Kaukasus wurde die Schlehe in Höhen bis 1600 m gefunden, in Südtirol bis 1360 m und in der Westtatra bis 1100 m. In Nordamerika gilt die Schlehe als eingebürgert.
Besonders gern wächst die Schlehe an trockenen und sonnigen Standorten. Dort entwickeln sich die Büsche besonders prächtig. Schlehen sind kalkhold (kalkliebend), deshalb sind sie u.a. im Thüringer Becken besonders stark verbreitet. Die weithin weiß leuchtenden Sträucher in den Windschutzhecken sind dafür ein eindrucksvoller optischer Beweis.

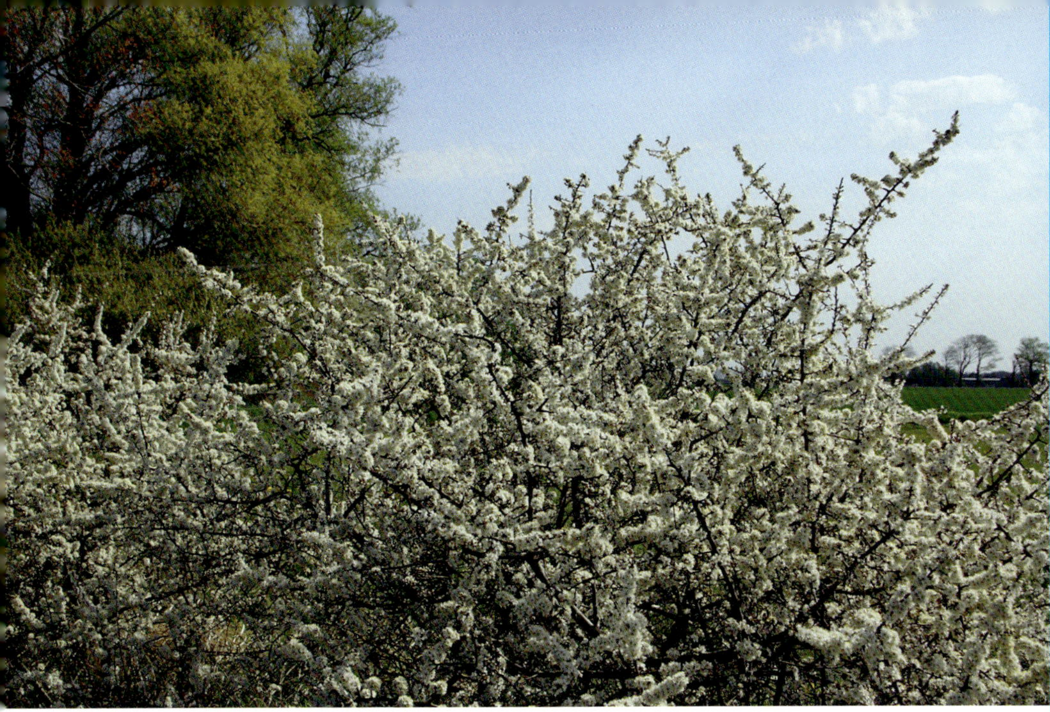

Schlehen in einer Windschutzhecke in Thüringen

Sie lieben aber auch Sonne und sind besonders an sonnigen Wald- und Wegrändern, Kahlschlägen und an felsigen Standorten zu finden. In der freien Natur sind sie als Heckenpflanzen und Pflanzen der Waldsäume bestens geeignet.
Die Schlehe wurde zur „Auwaldpflanze" des Jahres 2012 gewählt. Der NABU Leipzig will mit dieser jährlichen Wahl von Pflanzen und Tieren im oder am Auwald auf die herausragende ökologische Bedeutung dieser Arten für das Ökosystem hinweisen.

Begleitende Arten sind u.a. die Hecken- oder Hundsrose, der Feldahorn, Roter Hartriegel, das Pfaffenhütchen und auch die Hainbuche.
I.W. Mitschurin (1855 – 1935), bekannter Obstzüchter der Sowjetunion, hat die Schlehe einst mit der „Großen Grünen Reneklode" gekreuzt. Daraus entstand die bekannte Dessert-Schlehe „Tern desertnyi".

Die Biologie und Verwendung der Schlehe

Die Schlehe ist ein meist stark verzweigter Strauch, der sommergrün und reich mit Dornen besetzt ist. Die Seitentriebe enden in einem Dorn. Besonders die fast waagerechten Triebe bilden viele kurze Triebe aus, die dann insgesamt einen dichten Busch bilden.
Die Knospen der Schlehe sind klein und eiförmig. An den Kurztrieben stehen die Blütenknospen oft gehäuft.

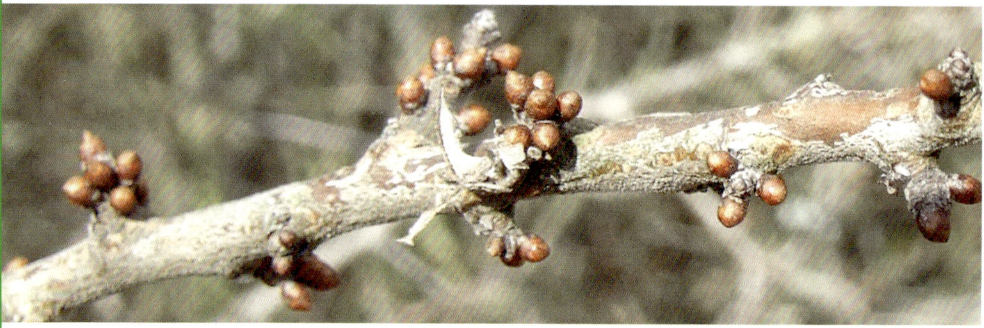

Schlehenblütenknospen

Die Jungtriebe sind grün und behaart. Für Heilzwecke werden sie im Mai gesammelt und getrocknet. Die Rinde der Zweige ist glänzend und dunkelgrau. Im Alter färbt sich die Rinde, auch die vom Stamm, schwarz und reißt dann häufig in schmalen Streifen auf. Die meist mehrstämmigen Sträucher erreichen eine Wuchshöhe von durchschnittlich 3m; auch 6 m sind keine Seltenheit. Diese Gehölze können bis zu 40 Jahre alt werden. Das Holz ist feinfaserig, zäh und sehr hart. Der rötliche Splint umgibt den braunen Kern. Das Holz lässt sich gut polieren und wird von Drechslern gern verarbeitet.

Viele werden es noch wissen: Aus dem Holz des Schwarzdorns wurden früher Hammerstiele gefertigt.

Geradegewachsene Stämme oder auch dicke Äste werden noch heute gern zu Bergwanderstöcken, sogenannten Knotenstöcken, verarbeitet. Diese Stöcke sollen die Wanderer im undurchdringlichen Wald auch vor geheimnisvollen bösen Mächten schützen. Auch in Irland und auf den Britischen Inseln ist diese Tradition noch erhalten geblieben. Besonders beliebt sind dort die mystisch geformten Knotenstöcke, deren Formen durch Verbreiterungen an Verzweigungen entstehen.

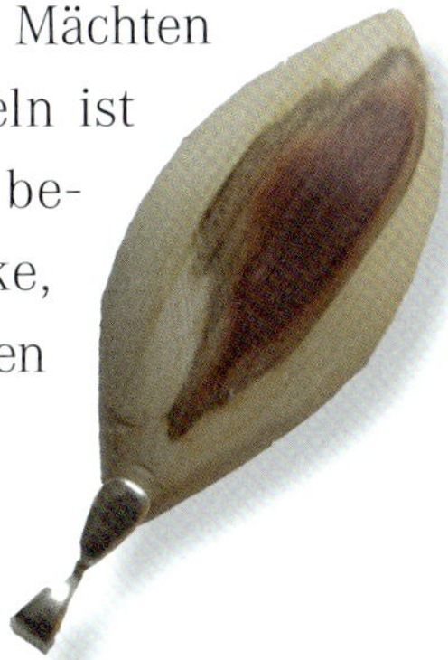

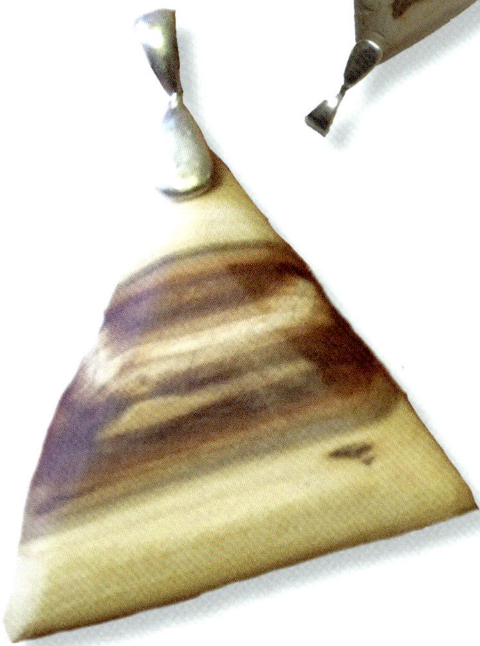

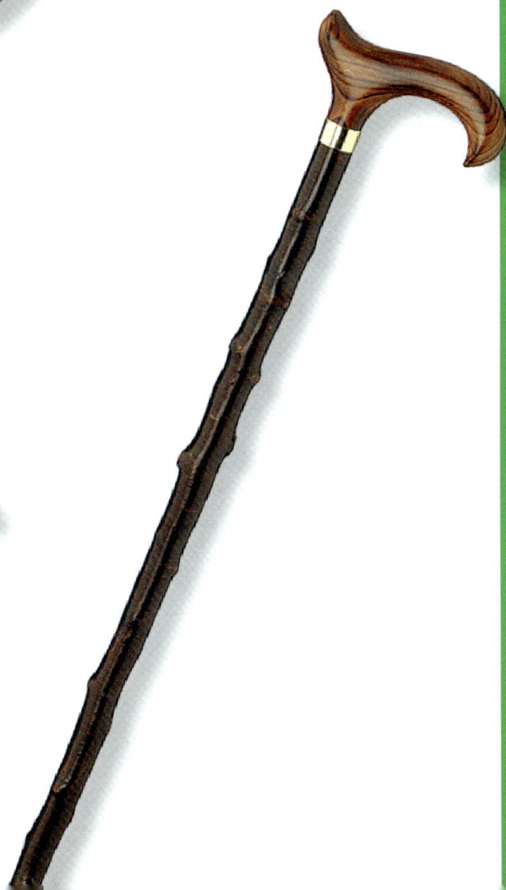

Schlehenholzschmuck, hergestellt als Unikat von `Holzschmuck` Hartmut Fallet, Schwerin

Bild rechts: *Schlehenknotenstock*

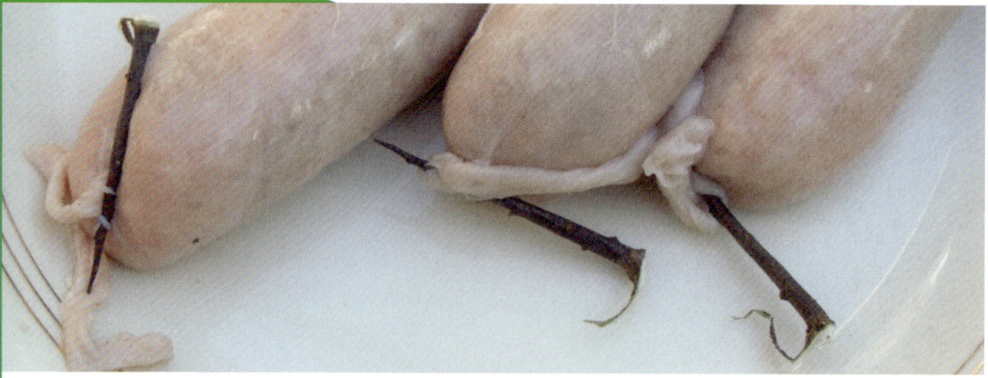

Schlehendornen als Bratwurstspieße

Die Dornen, davon haben die Triebe wahrlich viele, wurden früher regional als Wurstspieße verwendet.
Dornen sind umgewandelte Blätter und Sprossteile und fest mit dem Trieb verbunden.

Wer sich einst im Verlaufe des Jahres vor Verletzungen mit Holzsplittern schützen wollte, der schnitt sich am Karfreitag ein Stückchen Holz aus dem Schlehenbusch und trug es immer bei sich. Ein alter Brauch. In Gradierwerken wurden die Schlehenzweige in ganz Deutschland verarbeitet. Wegen ihres sparrigen Wuchses und der Dornen sind sie zur Konzentration und zum Ablauf der Salzsole sehr gut geeignet. Die Dorngradierung hatte sich in Salinen durchgesetzt, deren Solequellen einen geringen Salzgehalt aufwiesen. Die Sole rieselte durch meterhohe Wände von Dorngestrüpp aus Zweigen des Schwarzdorns (Prunus spinosa) und wurde dabei von Wind und Sonne zu konzentrierter Sole versiedet.

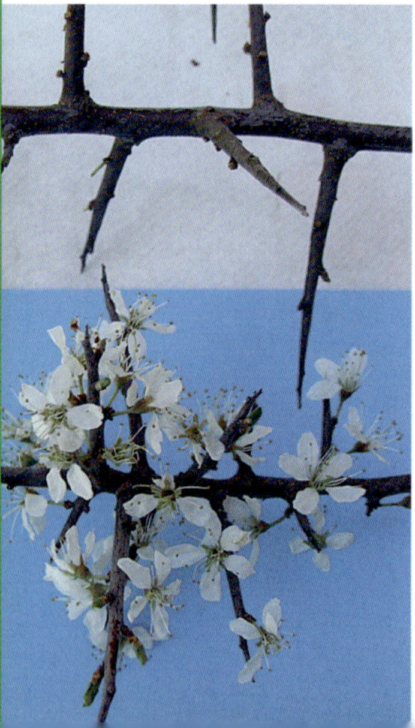

Schlehentriebe mit Dornen und Blütenbesatz.

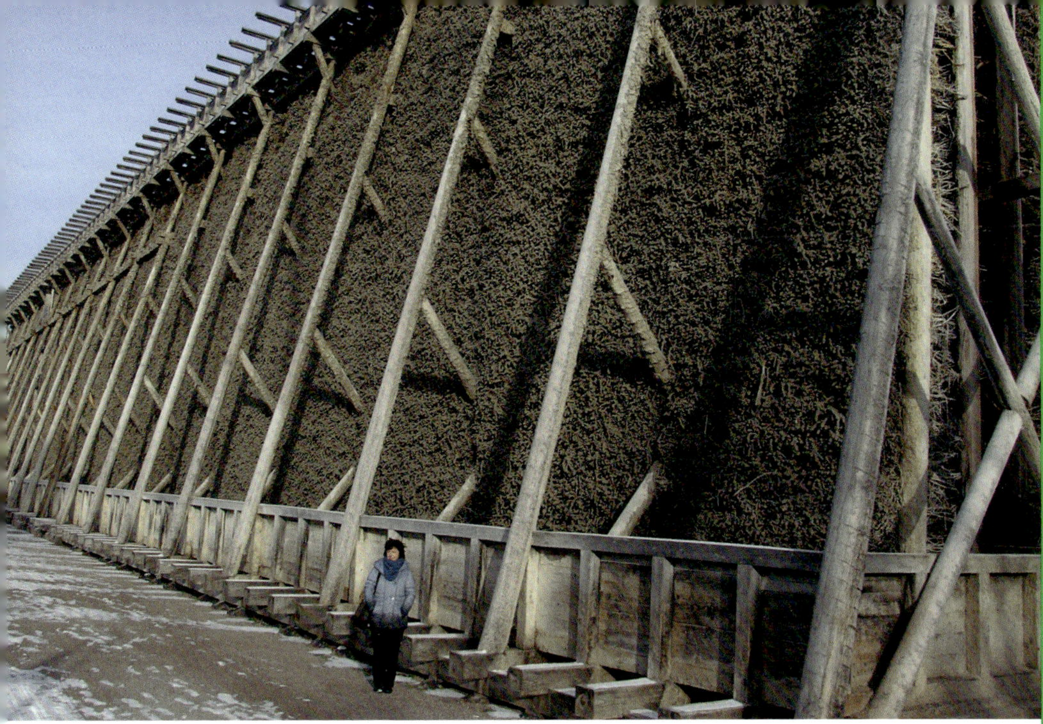

Gradierwerk Bad Kösen

Für die Sole in Bad Dürrenberg ist dazu die Jahreszahl 1670 belegt. Das Gradierwek Bad Kösen wurde 1779 erbaut und ab 1859 als Anlage zur Aufbereitung von Badesole und als Freiluftinhalatorium genutzt. Die Fläche der Dornenwand beträgt 9 700 m^2 und es wurden insgesamt 34 000 Faschinen aus Schwarzdorn verbaut.

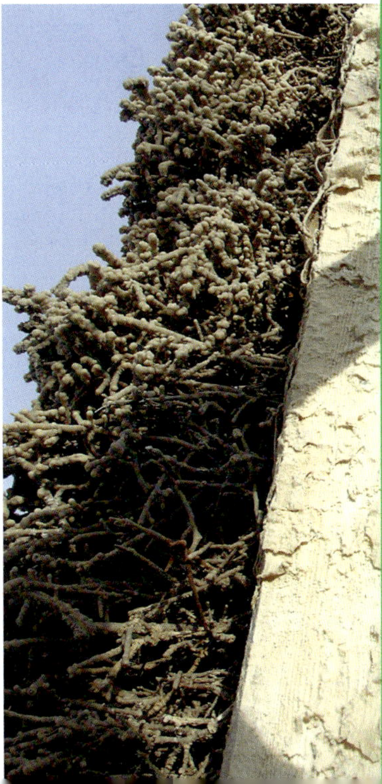

In früheren Zeiten wurden mit diesen Zweigen auch die Stämme junger Obstbäume vor Wildfraß geschützt; man umhüllte sie damit.
Im sehr zeitigen Frühjahr, März/April, erscheinen noch vor den Blättern die schneeweißen Blüten.

Gradierwerk, Sicht auf die Schlehenfaschinen

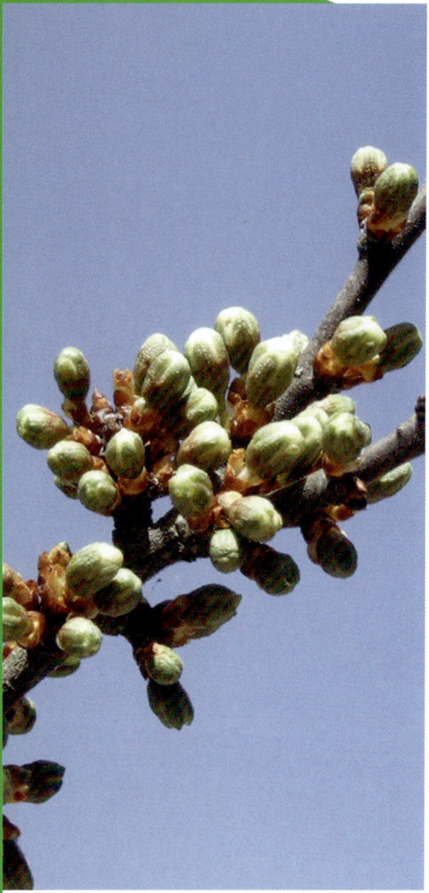

Blütenknospen kurz vor dem Öffnen

Der Deutsche Leonhart Fuchs (1501-1566), ein pflanzenkundiger Medicus, weist darauf hin, dass die Schlehen im Frühjahr mit zu den ersten erscheinenden Blüten gehören. Sie sitzen einzeln, zu zweien oder auch zu dreien an den Zweigen.

Für Schlehen gilt: Sie sind die ersten Blüten eines Gehölzes im Frühjahr. Der Zeitpunkt der Schlehenblüte war auch ein Hinweis auf die folgende Getreideernte: frühe Blüte – früher Beginn der Ernte. Die meist reich blühenden Gehölze stellen in Hecken ein prächtiges weißes Blütenmeer dar, eine Augenweide! Sie sitzen in kleinen Büscheln zusammen am Trieb, das erleichtert auch das Sammeln.

Die Blüten sind 1,5 – 2 cm breit und weisen 5 Blütenblätter auf. Die Staubblätter sind gelb-rötlich gefärbt. Sie verbreiten einen angenehmen bis betörenden Duft von Bittermandeln und erscheinen an den dornenbesetzten Kurztrieben des Gehölzes. Ein mäßiger Nektar-, aber ein guter Pollenspender – so wird die Schlehe als Bienenweide eingeschätzt. Die Blühdauer währt, wie bei den meisten im Frühjahr blühenden Pflanzen, nur kurz. Sie nehmen dann eine braune Färbung an und in den befruchteten Blüten ist bereits zu diesem Zeitpunkt die kleine Frucht erkennbar.

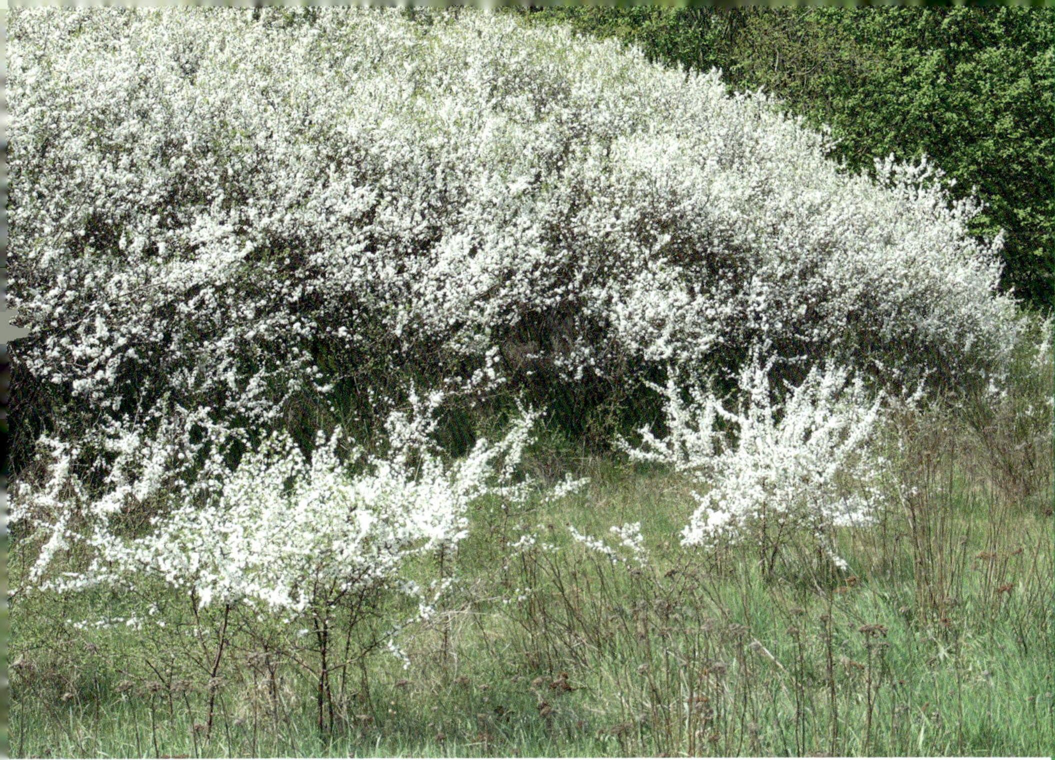

Reich blühende Schlehengruppe –verführerisch duftend

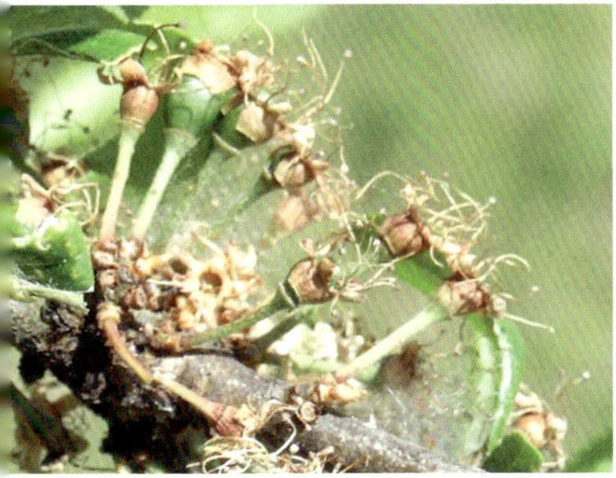

Abgeblühter Blütenstand

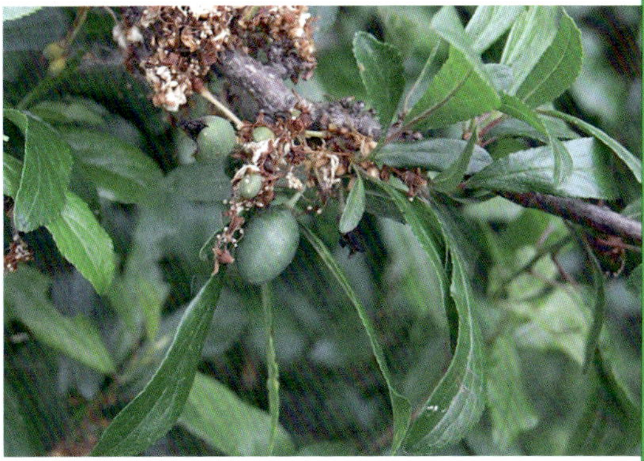

Kaum abgeblüht - und schon zeigen sich die kleinen Früchte

Die Befruchtung erfolgt über eine Vielzahl von Insekten, die hier eine erste Nahrungsquelle im Frühjahr finden.

Ist die Schlehe weiß wie Schnee, ist`s Zeit, dass man die Gerste säe.

Blüht der Schlehdorn reichlich, werden die Jungfrauen weniger und es gibt viele uneheliche Geburten.

In Bayern sagte man, dass viele Schlehenblüten eine reiche Ernte, vor allem Weinlese verheißt; aber auch weniger Jungfrauen.

Der Schlehdorn galt als ein Fruchtbarkeitssymbol. Vielleicht zog es die Menschen einfach nur in die erwachende, liebliche duftende Natur – dann kamen die „Spätfolgen“.

„*Viele Schlehen, viele Seufzer*“, kündigt eine alte englische Bauernregel an. Damit wird gemeint, dass ein harter Winter mit viel Sorgen bevorsteht.

Wenn die Schlehen blühen, setzen die Eisheiligen ein.

Je zeitiger im April die Schlehe blüht, umso früher vor Jakobi (25.7.) die Ernte glüht.

Steht der Schlehdorn früh im Blütenschein, wird vor Jakobi schon die Ernte sein.

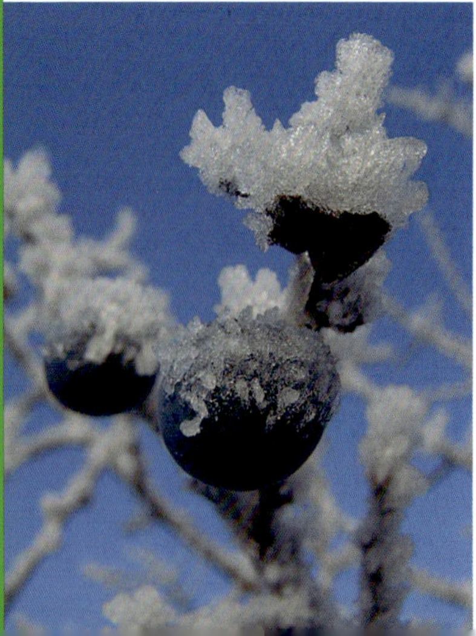

Je früher die Schlehdorn blüh, je früher die Erntemüh.

Je früher im April der Schlehdorn blüht, je früher der Schnitter zur Ernte zieht.

Vom Reichtum der Blüten oder Früchte der Schlehen wird vielerorts auf die zu erwartende Ernte oder den bevorstehenden Winter hingewiesen. Schäfer auf der Alb sagen:

„*Gutes Schlehenjahr – gutes Pflaumenjahr*“.

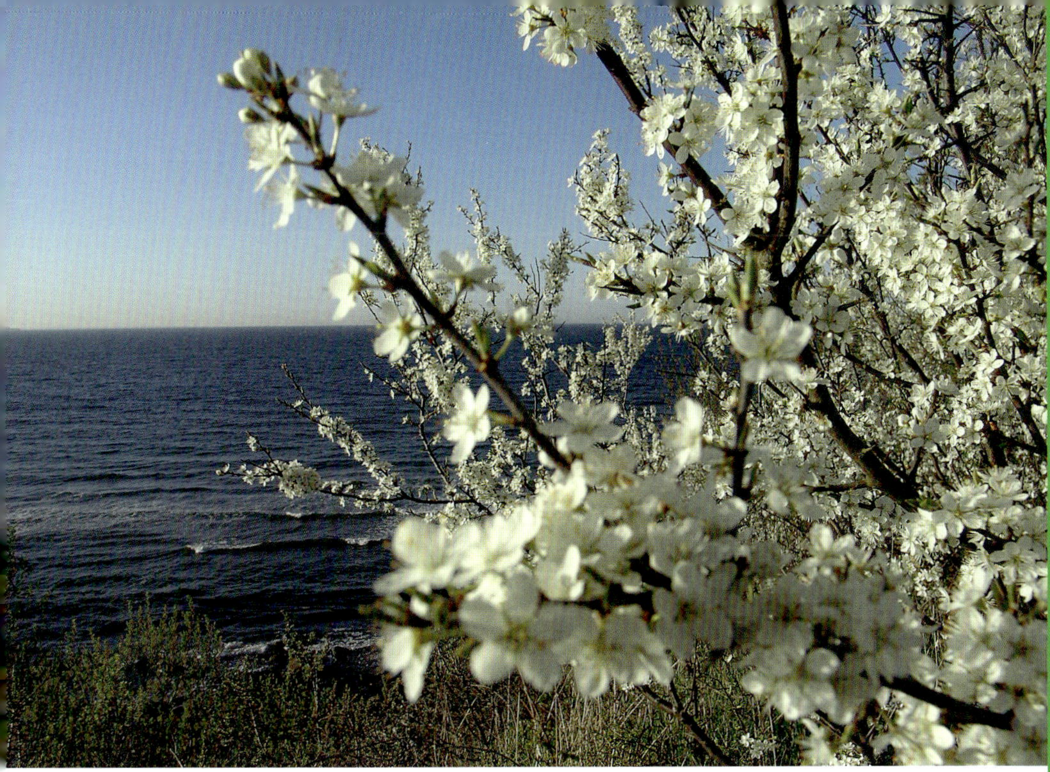

Schlehenblüte am Meer

Die weiße Blütenpracht im März und April, nach den dunklen Wochen des Winters, hat wohl von jeher die Menschen fasziniert. Weiß die Farbe der Unschuld und als Untergrund die schwarzen Zweige - hier musste ein Zauber innewohnen. Der Schlehdorn, so glaubte man, war von guten Geistern bewohnt und könne die magischen schwarzen Kräfte überwinden. In früheren Zeiten wurde der Schlehe auch eine Schutzwirkung gegen Hexen und böse Geister nachgesagt. Man pflanzte sie deshalb gern um Haus und Hof an.

Der Spruch: „In blendend Linnen, klar wie Schnee, hüllt sich der schwarze Dorn, der Schleh“, macht auf die Besonderheit der Schlehen aufmerksam: Die unzähligen winzigen weißen Blüten, die sehr früh im Jahr erscheinen und die schwarzen Zweige mit ihren spitzen Dornen.

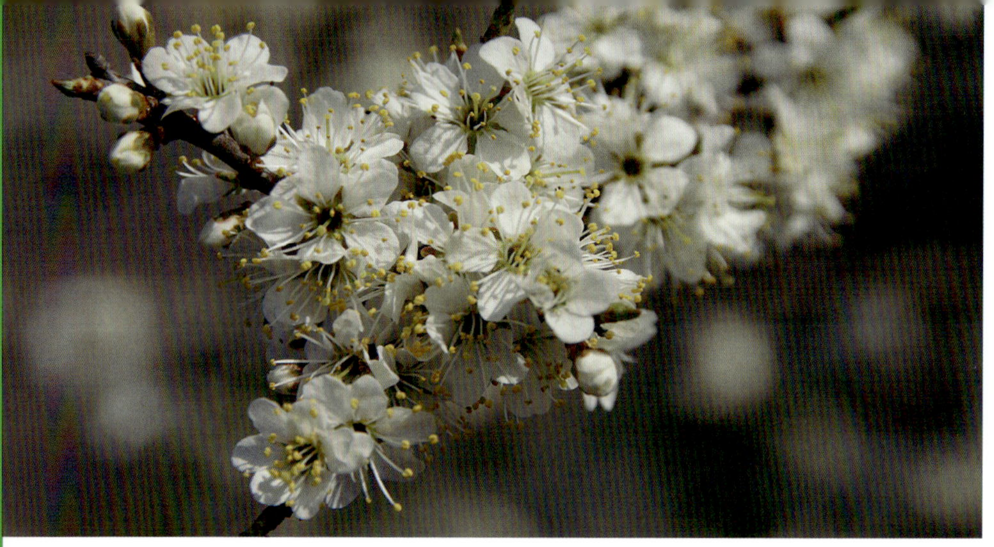

Schlehenblüten

Auch für die Astrologen ist die Schlehe interessant. Sie ist mehreren Planeten zugeordnet:

- Mars, wegen der Dornen
- Mond, wegen der weißen Blüten
- Saturn, weil sie langsam wächst

Die Schlehenblüte zählt bei den Imkern auch als Hinweis auf ein mögliches Einsetzen des Schwärmens ihrer Bienen.

Die Laubblätter der Schlehe fühlen sich weich an. In einer verkehrt eiförmigen Form stehen sie wechselständig am Zweig. Sie werden 2 bis 5 cm lang und sind am Rande gesägt. Besonders auf den jüngeren Blättern leben die Raupen des Schlehen-Grünspanners und auch des Grauen Laubholz-Spinners. Insgesamt wurden fast 70 Schmetterlingsarten, insbesondere Kleinschmetterlinge, mit ihrer Eiablage auf diesem Gehölz nachgewiesen. Manche weisen mit ihrem deutschen Namen auch direkt auf ihr Wirtsgehölz hin. Das Schlehen-Federgeistchen oder auch der Schlehenzipfelfalter gehören dazu.

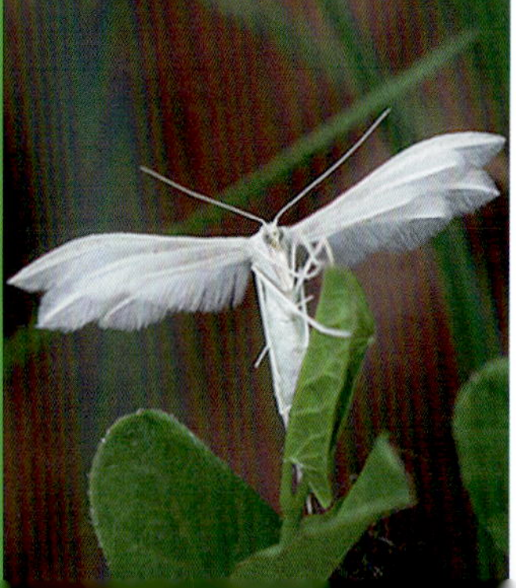

Schlehen-Federgeistchen (Pterophorus pentadactyla)

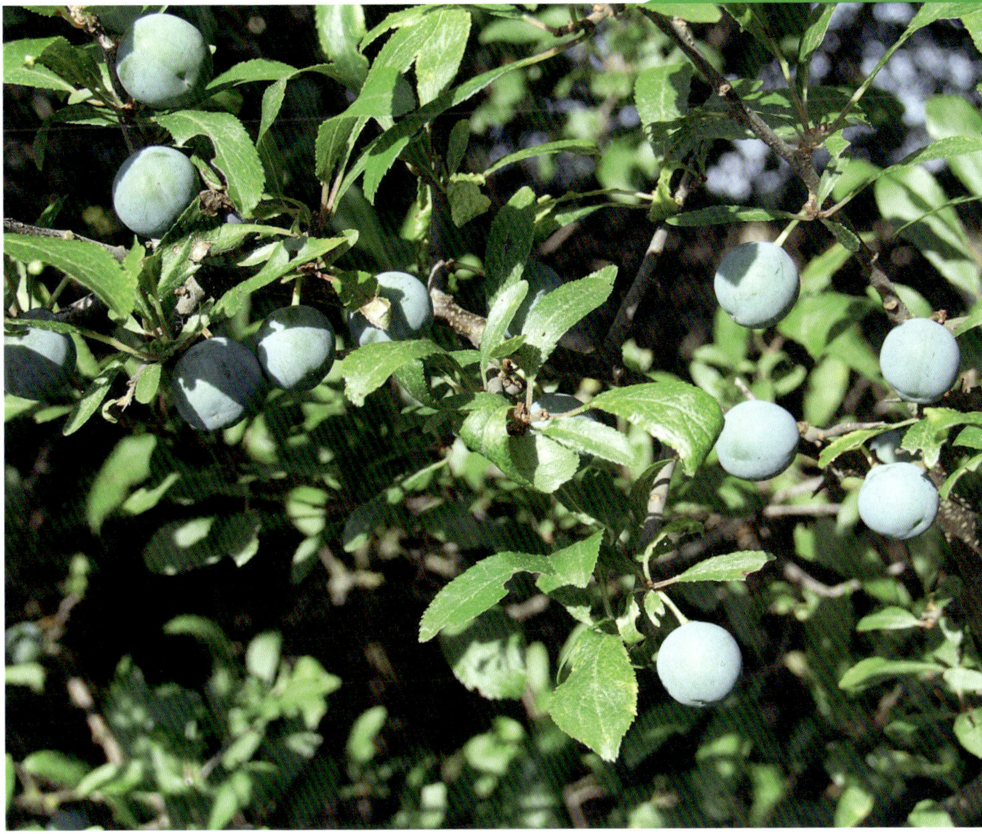

Heranwachsende Früchte

Die Laubblätter wurden in Notzeiten sogar ein Ersatz für Tabak; aber auch „Schwarzer Tee“ wurde daraus gebrüht. Sie werden im Juni gesammelt, wenn sie den höchsten Gehalt an Wirkstoffen haben und im Schatten getrocknet. Heilkräuter werden bis Johanni (24.6.) gesammelt, dann haben sie die beste Wirkung. Aus den kleinen grünen, kugeligen Früchtchen vom Frühjahr entwickeln sich bis zum Spätherbst meist etwa 1 bis 1,5 cm große dunkelblaue bis schwarze Früchte, die stark blau bereift sind.

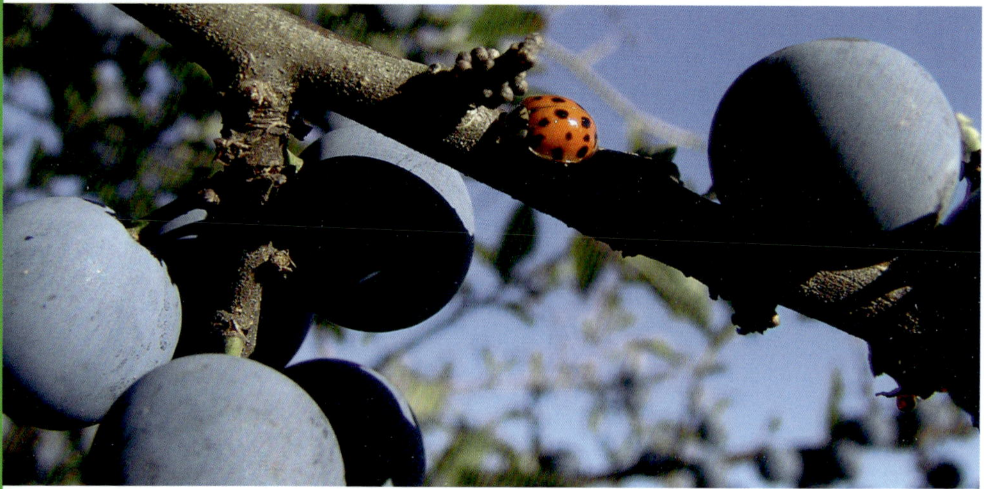

Die Ausfärbung der Früchte beginnt.

Der Kern, etwa 30% vom Anteil der Frucht, ist kugelig bis linsenförmig und erdig braun. Vor den ersten Frösten sind die Früchte sehr herb bis sauer, fast bitter.

„Die Schlehe auf Erden ist süßer als die Feige im Himmel“.
Ludwig Feuerbach (1804 – 1872)

Nach dem ersten Raureif oder Nachtfrost bilden sich die Inhaltsstoffe der Steinfrucht um und sie schmeckt fruchtiger. Das grünliche Fruchtfleisch löst sich generell sehr schwer vom Stein, nur nach den ersten Frösten geht es etwas leichter. Der Fruchtkern der Schlehe, der sich im Stein befindet, ist blausäurehaltig. Wer zufällig einen verzehrt muss sich aber deshalb keine Sorgen machen (wie bittere Mandeln im Weihnachtsstollen). Dieser geringe Anteil an Blausäure verleiht auch dem Schlehenlikör das Bittermandelaroma. Der Volksmund sagt: wenn es viele Schlehenfrüchte gibt, kommt ein strenger Winter. Gut sichtbar ist, dass viele Früchte bis zum Frühjahr am Strauch hängen bleiben.

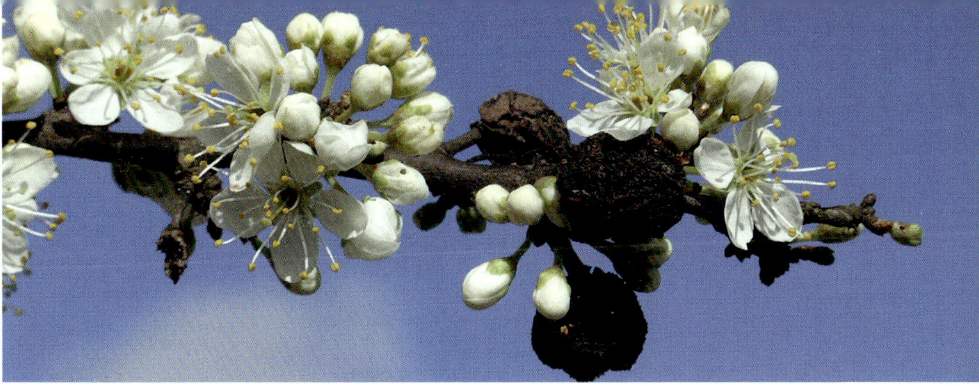

Gut getarnt, die überwinterten Früchte.

Zur Blütezeit sind dann auch vollkommen vertrocknete Früchte neben den vielen weißen Blüten am Ast. Die Früchte werden von 16 Vogelarten als Nahrung genutzt und gerne auch von Dachsen, Füchsen und Mardern gefressen. Früchte und auch die Rinde wurde in früherer Zeit zum Färben von Wolle verwendet; das ergab dann rötliche Töne. Der Splint des Holzes ist rötlich und weist einen braunroten Kern auf.

Das Holz wird als hart bezeichnet. Es besitzt zahlreiche Markstrahlen, die bei entsprechendem Anschnitt als Spiegel zu erkennen sind. Von Drechslern und Tischlern wird es gern verarbeitet.

Bereits im zweiten Jahr färben sich die Zweige nahezu schwarz – daher die Bezeichnung Schwarzdorn. Aus dieser schwarzen Rinde stellten Mönche früher Tinte her. Die war allerdings nicht unendlich lichtfest und die Schrift verblasste.

Aus dem Holz der Schlehe werden Wanderstöcke hergestellt. Und da der Dornenstrauch nach alten Überlieferungen magische Kräfte besitzt, schützt dieser Stab vor Krankheit und anderen Übeln. Stöcke aus Schlehdorn dienten auch dazu, mit Gnomen in Verbindung zu treten und als Schutz gegen unsichtbare, dunkle Wesen.

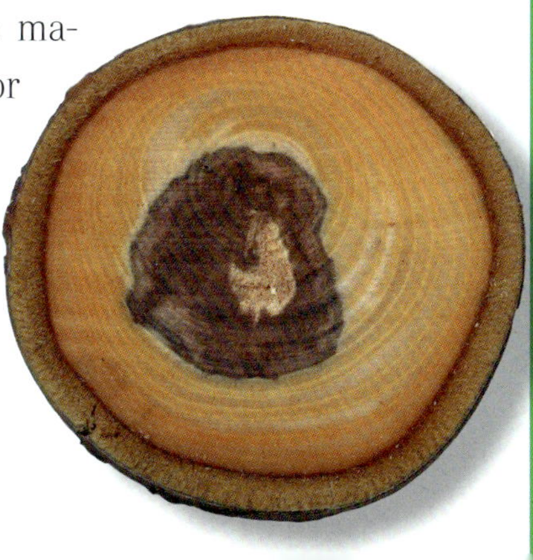

Stammquerschnitt mit schöner Maserung.

Ansprüche und Anbau

Die Schlehen gelten als ein Gehölz das Licht und Sonne liebt und kalkhold ist. Wir finden die Schlehe in Gebüschen, Waldrändern, auch in lichten Wäldern, Kahlschlägen, Schluchten oder auch an Trockenhängen. Sie gilt als trockenresistent, hart und industriefest. Schlehen werden gern in Windschutzhecken, Knicks oder Gehölzstreifen gepflanzt.

Sie gilt als typisches Wildgehölz, gut für Vogel- und Windschutz und als Heckenpflanze. Kleinvögel brüten gern im Schlehengehölz. Krähe, Dohle und Elster fressen im Herbst die Früchte und verbreiten durch die Ausscheidung der Kerne auch die Schlehe in nennenswertem Maße. Sie wird wegen ihrer Ausläufer zu den Wurzelkriechpionieren gezählt, wie der Sanddorn. Die in ihrem großen Verbreitungsgebiet ansässige Schlehe hat offensichtlich geringe Klimaansprüche und stellt auch keine spezifischen Anforderungen. Ein pH-Wert von 5,5 bis 8 ist optimal. Sie gilt als noch anspruchsloser als der Weißdorn. In den Alpen wächst sie noch in einer Höhe von 1 600 m. In den Auenlandschaften wächst sie auf trockenen bis frischen Standorten.

Die Ernte

Ein kulturmäßiger Anbau von Schlehen erfolgt derzeit nicht, weil die Ernte doch recht kompliziert ist. In Bauerngärten oder auch im Streuobstanbau ist sie oft vertreten und wird dort meistens auch abgeerntet.

In der freien Natur werden im Frühjahr die Blüten gesammelt und zu Tee oder auch Gelee verarbeitet. Im Herbst werden dann die stark blau bereiften schwarzen Früchte zur vielfältigen Verarbeitung geerntet.

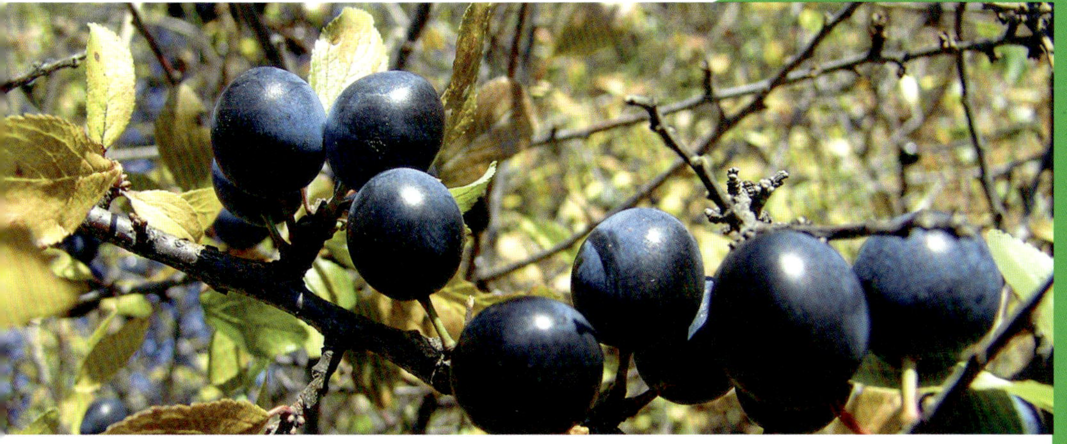

Nun wird es Zeit zur Schlehenernte.

Wenn an Michael (29. September) die Schlehen blauen, muss man nach den Trauben schauen.

Geerntet werden die Früchte ganz, ganz vorsichtig. Nicht wegen der relativ festschaligen Früchte, sondern wegen der Verletzungsgefahr der Hände. Mit Handschuh haben wir keine ausreichenden Pflückleistungen erreicht. Ohne Handschuh bitte auf die Dornen achten und vorsichtig pflücken.

Die Schale am Stielansatz sollte bei der Ernte nicht mehr grün sondern bereits blau, mindestens bläulich aussehen. Die Früchte lösen sich dann auch leichter von den Zweigen. Wenn möglich immer erst nach den ersten Frösten oder Raureif pflücken. Die Früchte können sofort verarbeitet werden.

Sammelt man die Früchte vor dem Frost, sollten sie erst noch eine Weile gelagert oder im Kühlfach „gefrostet" werden.

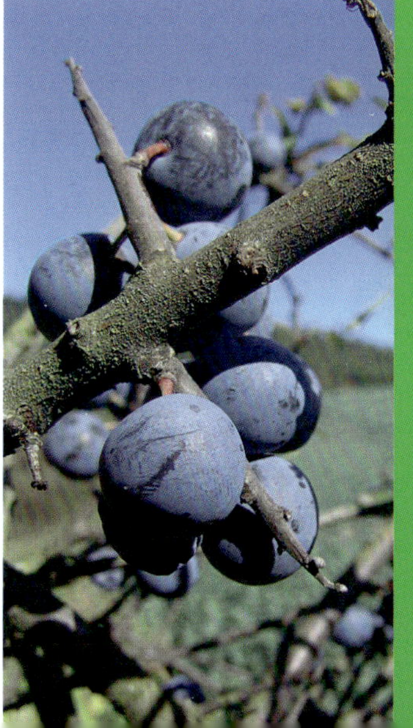

Bild rechts: *Auf die Dornen beim Pflücken achten.*

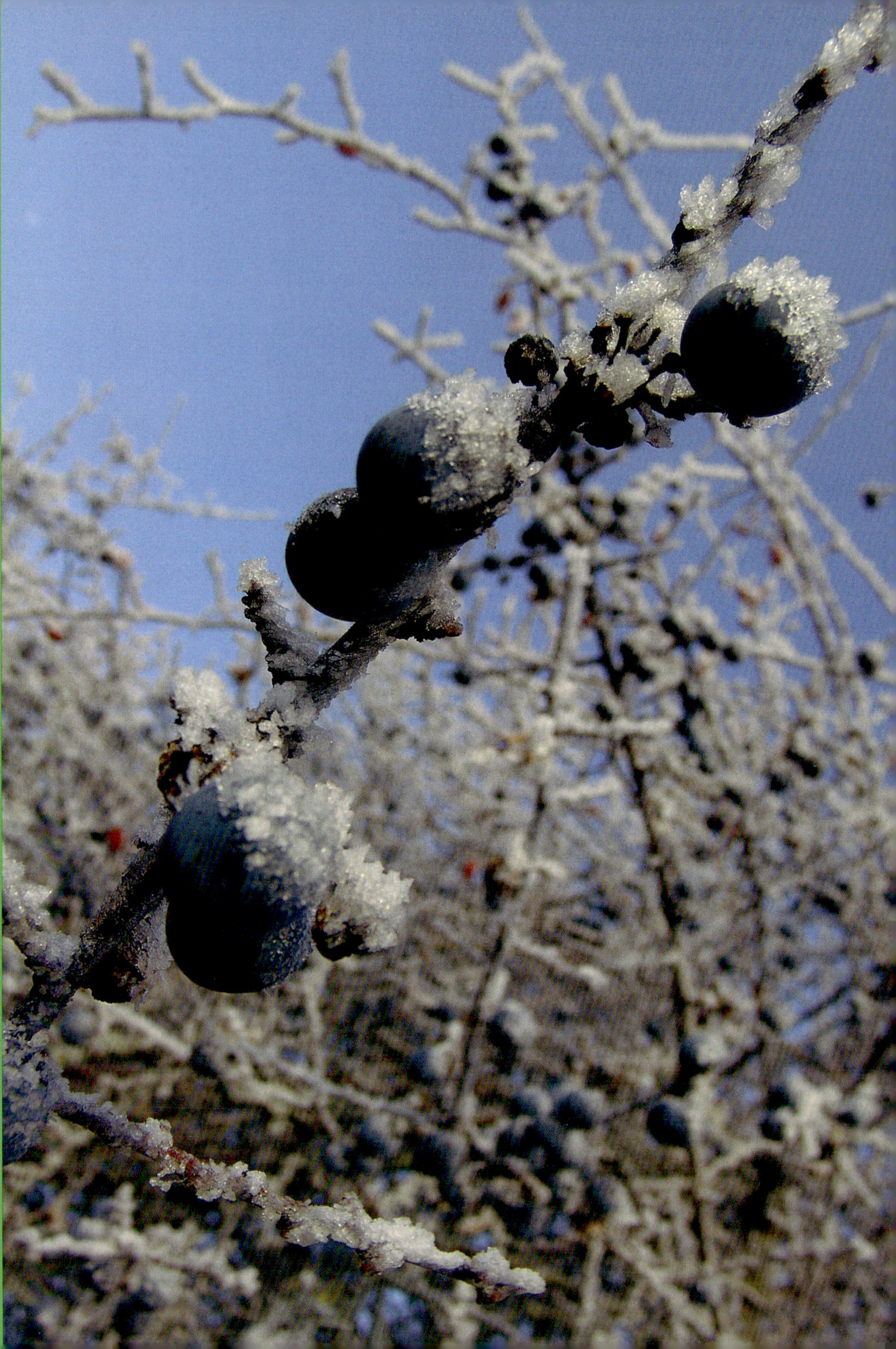

Schaderreger

Natürlich finden wir auch am Wildgehölz einige Schaderreger, die besonders bei Anpflanzungen bzw. freiem Aufwuchs in der Nähe von Kulturobst zu beachten sind. Pflaumengespinstmotten (*Yponomeuta padella* und *Y. evonymella*) treten oft in Massen auf.

Schlehenspinner, Schlehen-Bürstenspinner und Schlehenfrostspanner, Pfirsichmotte, Goldafter und Baumweißling sind weitere Schädlinge des Schlehengehölzes.

Auch die Moniliafäule *(Monilia spec.)* kann an den Früchten auftreten.

Auch die an Pflaumen gefürchtete Narrentaschenkrankheit kann die Schlehe befallen. Im Kulturobstbau sollte deshalb ein unmittelbares Nebeneinander von Pflaumen bzw. Zwetschgen und Schlehen vermieden werden.

Weitere Schaderreger, auch Baumporlinge, können sich an der Schlehe ansiedeln.

Bild links: *Vor der Ernte sollen die Früchte den ersten Frost abbekommen haben.*

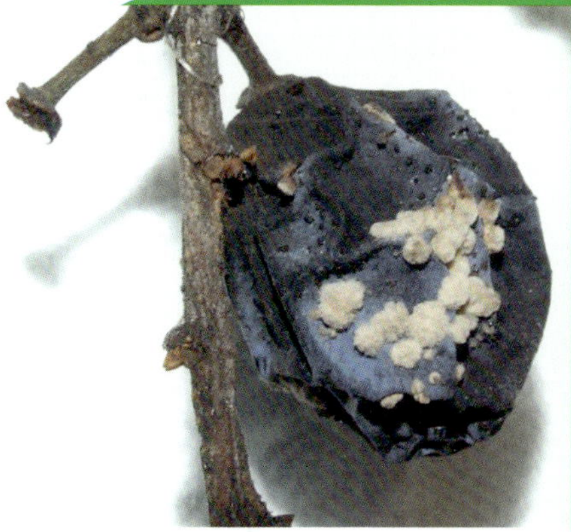

Fruchtmonilia an der Schlehe.

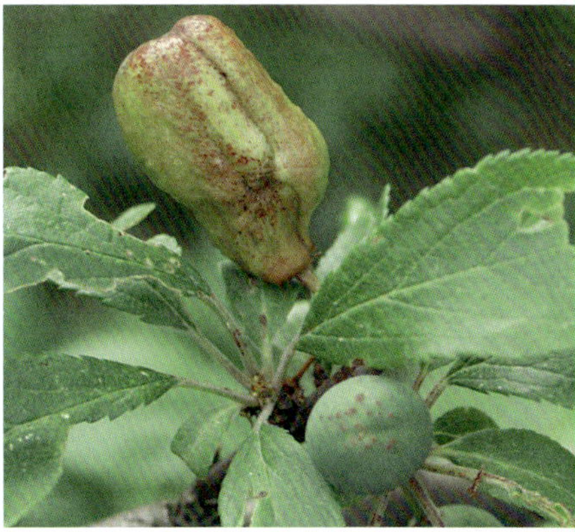

Narrentaschenkrankheit an Schlehen.

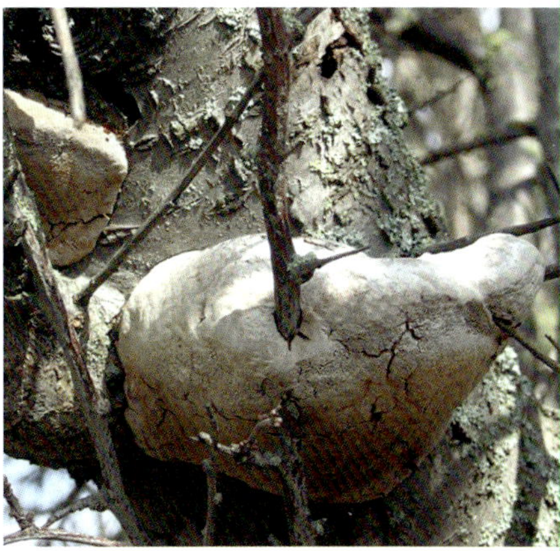

Baumpilz am Schlehenholz.

Traditionspflege und Brauchtum rund um die Schlehe

Schlehdorn, Schlehdorn
Was blühst du weiß und rein!
Wie kann, was einst so hold geblüht,
hernach so sauer sein?
Da kommt der Frost, der rauhe Mann,
und bläst die blauen Schlehen an.
Sie werden süß in kalter Nacht –
Ein guter Schnaps wird draus gemacht.
(Verfasser unbekannt)

Wenn du`t wist gripen, lat di nich biten;
Wenn du`t wist eten, lat di nich steken;
Is swart as Theer un doch `ne Beer.
(Johannes Gillhoff)

„Zwischen den weiten Wiesen,
am Traumlicht der Schlehen vorüber
traurig die Schiffe hinabziehen sehn."
(Friedrich Bischoff in seinem „Ostländischen Lied")

In vielen Gegenden waren für unsere Vorfahren Sträucher mit weißen Blüten immer der Sitz von „uns wohlgesonnenen Feen“.

In Böhmen nutzte man die ersten Blüten um Flöhe zu vertreiben.

Auch in Märchen z.B. in: „Vom Knaben, der das Hexen lernen wollte“, spielt die Schlehe eine Rolle.

Zahlreiche Legenden befassen sich mit dem früh blühenden, auffällig reinweißen Blütenschmuck der Schlehe. So erzählt eine Legende aus dem Raum Posen, dass der Kreuzdorn der Schlehe unterstellte, ihre Zweige für die Dornenkrone Jesu bereitgestellt zu haben. Wer hat den Soldaten des Pontius Pilatus die Zweige mit den vielen Dornen für die Dornenkrone Jesu hergegeben? Obwohl die Schlehe ihre Unschuld beteuerte, wurde sie von den anderen Bäumen und Sträuchern aus dem Wald, von dessen Rand und aus den Hecken und Gebüschen vertrieben. Sie musste nun ihr Leben am felsigen Hang und an weniger geschützten Stellen fristen. Als Gott von der Ungerechtigkeit erfuhr, bestreute er den Strauch über Nacht mit unzähligen schneeweißen Blüten als Zeichen seiner Unschuld. Darum ist die Schlehe bis heute der einzige Strauch im Wald, der in der Karwoche blühen darf.

Im Buch „Schlehenherz“ von Heike Eva Schmidt wird der Schlehe auch literarisch ein Denkmal gesetzt.

Nigel Hinton beschreibt in seinem Buch „Im Herzen des Tals“ das Leben einer Heckenbraunelle: „...Während der ersten Tage hatte sie fast die ganze

Zeit im dichten Gestrüpp ihres Schlehdornbusches gehockt, um ihre Kräfte zu schonen...."

In früheren Zeiten bezeichneten Jäger die Büchsenkugeln als Schlehen. Beschrieben wird: „da schickt wir in aber der pleiern slehen, dasz sie sich uber die setel pugen".

In einem Volkslied ist sie mit: „Schlehen im Oberland, Trauben im Unterland" verewigt und wird hoffentlich in unserer schnelllebigen Zeit nicht völlig vergessen.

Wappen

Dranske, ein Ort auf der Insel Rügen, der bereits 1314 erstmals erwähnt wurde, trägt einen Schlehenzweig im oberen Teil des Wappens. Geteilt durch einen Wellenschnitt, der die Lage am Meer symbolisieren soll, ist auf Silber ein schräg links liegender Schlehdornzweig mit sechs grünen Blättern und vier blauen Beeren zu sehen. Mit diesem Schlehdornzweig wird Bezug auf den aus dem Slawischen stammenden Gemeindenamen genommen.

Das Wappen von Wiershausen ziert die Schlehe und auch die Hagebutte. *(Foto S.89)*

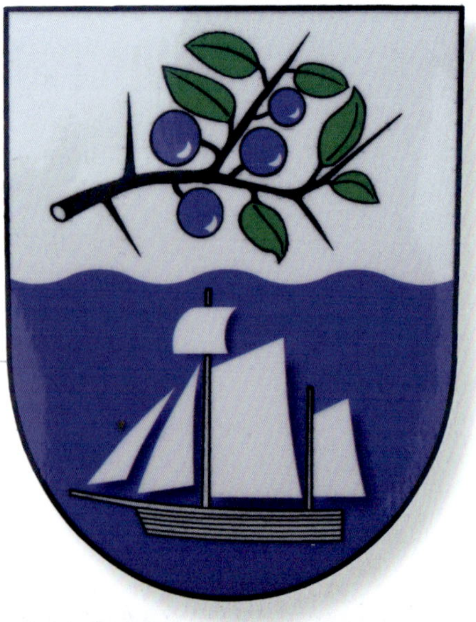

Wappen von Dranske

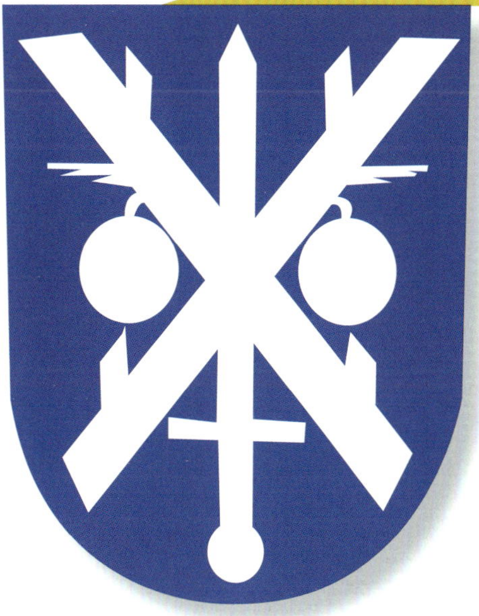

Das Wappen von Podkopná Lhota in Tschechien zeigt auf blauem Grund zwei gekreuzte silberne Aststücke mit je einer Schlehe daran. Mittig dazwischen steht ein silbernes Schwert.

Schlehenfarbe

Möglichkeiten zur Nutzung der Früchte und auch der Rinde: Die Früchte werden entsprechend des Farbwunsches zu verschiedenen Reifezeiten gesammelt. Bereits Carl von Lenné schrieb hierüber: „Die unreifen Früchte geben mit Vitriol eine beständige schwarze Farbe... Mit seiner Rinde, welche gern vom Wild gefressen wird, und, mit Lauge gekocht, eine rothe Farbe gibt..., kann man die Käse vor der Fäulniß bewahren“.

Wer graue Töne beim Färben erreichen möchte, nutzt ebenfalls unreife Früchte dazu. Ab Ende August beginnt diese Fruchternte.

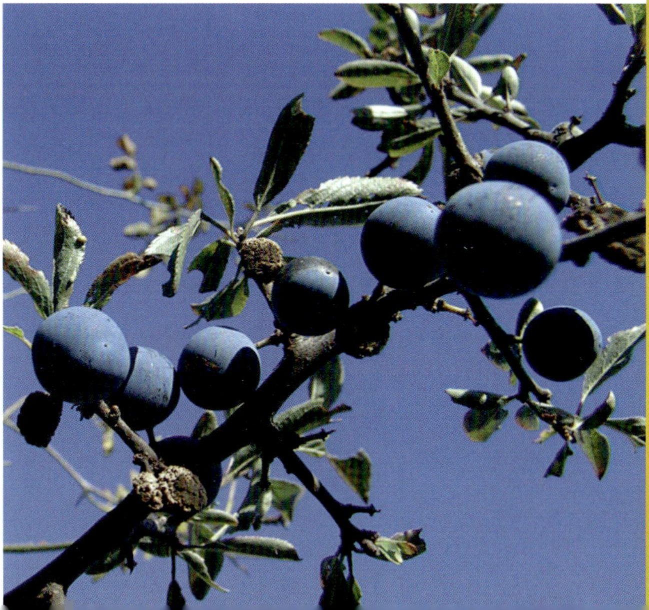

Bild oben rechts: *Das Wappen von Podkopná Lhota (Tschechien)*

Schlehenzweig mit Früchten

Diese Früchte werden über Nacht in Wasser (400 g Früchte auf 1 000 ml Wasser) eingeweicht, fein zerstoßen und ca. 120 Min. ausgekocht. Nun gibt man kleinere Eisenteile dazu (400 g Fruchtmasse zu 50 g Eisen) und kocht nochmals auf. Dieses spezielle Färbebad bleibt ca. 4 Wochen zum Ausreifen stehen. Schaf- und Baumwolle, aber auch Seide können damit grau gefärbt werden. 400 ml des Suds werden pro 100 g Färbegut benötigt; darin ca. 120 Min. köcheln lassen, dann herausnehmen und spülen. Es sollen mehrere Färbungen mit einem Sud – allerdings mit immer heller werdenden Grautönen – möglich sein.

Die Schlehe hat auch im Bereich des Aberglaubens ihren festen Platz. Schlehen wurden einst gezielt vor dem Haus gepflanzt. Sie sollten Blitz und Feuer sowie Krankheiten vor dem Eintritt ins Haus abhalten. Überliefert wird auch, dass der Blitz nicht in einen Schlehdorn einschlägt. Deshalb sei man bei Gewitter unter dem Strauch sicher.

Die stark bedornten Zweige galten lange als sicheres Mittel zur Abwehr von Hexen. Am Walpurgisabend (30.4. zum 1.5.) wurden deshalb diese Dornenzweige an die Stalltür genagelt und/oder auf den Misthaufen gesteckt. Auf den Misthaufen kam auch ein Schlehdorn, wenn man von einem Mädchen einen „Korb“ (Absage) bekommen hatte.

In einer der Haupttrudennächte (St. Ottilie – 13. Dezember) wurden einst Zweige der Schlehe in die Räucherpfanne gelegt. Gleiches wird auch über Bräuche zur Walpurgisnacht berichtet, hier allerdings gemeinsam mit Wacholder und Rauten.

Bild rechts: *Grüne Schlehenfrüchte zum Färben von Textilien*

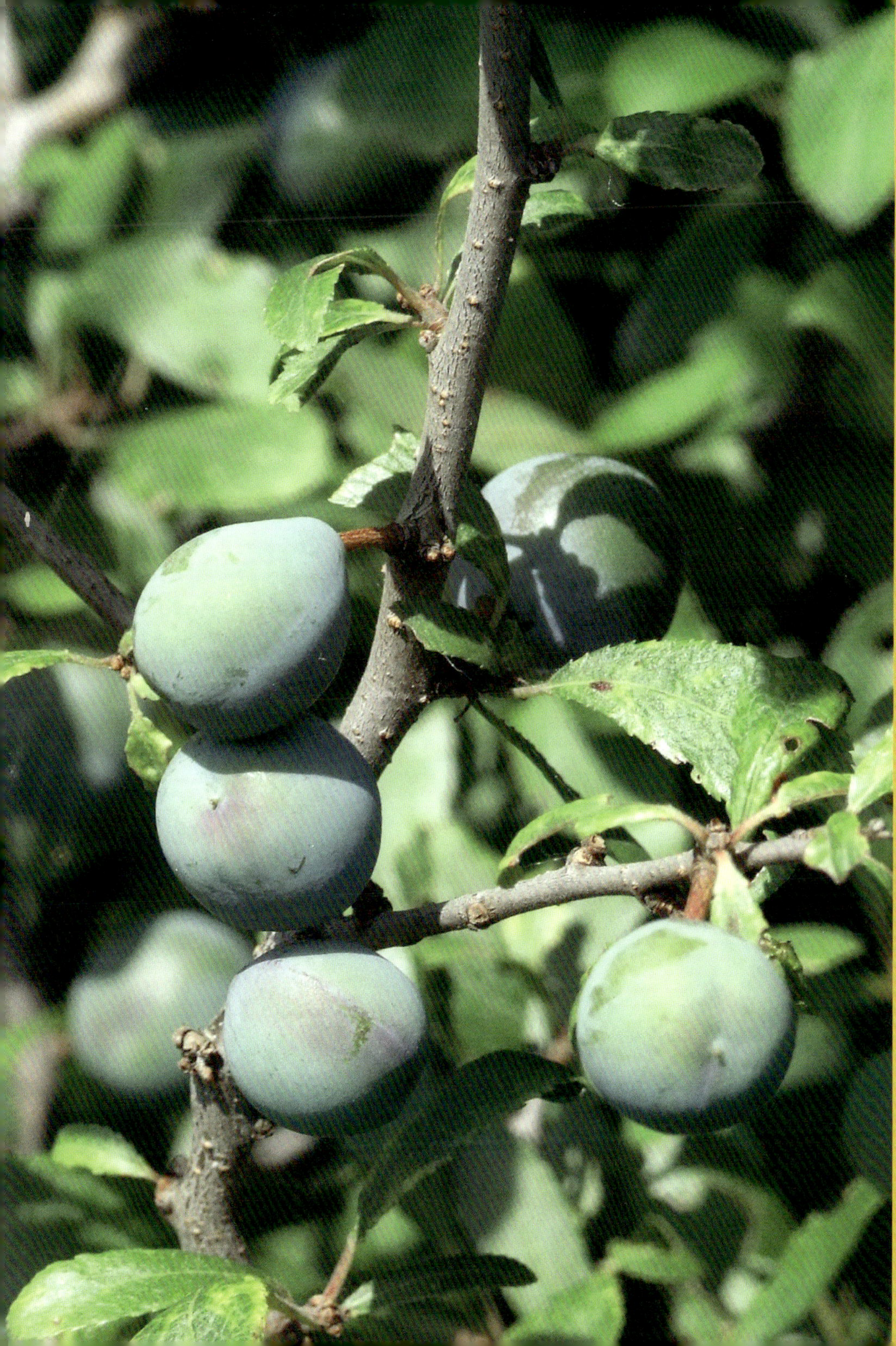

Heilwirkungen der Schlehe

Allgemein wird festgestellt, dass die Heilwirkung der Schlehe unbestritten ist. In der Fachliteratur wird sie als allgemein stärkend, adstringierend, abführend (leicht), entzündungshemmend, harntreibend, magenstärkend und stoffwechselanregend beschrieben.

Empfohlen wird sie bei: Appetitlosigkeit, Blasenleiden, Erkältung, Gicht, Halsentzündungen, Hautausschlägen, Hautunreinheiten, Herzschwäche, Husten, Magenkrämpfen, Magenschwäche, Ödemen, Prostatavergrößerung, Rheuma, Verdauungsproblemen, Verstopfung und Wassersucht.
Das Abkochen der Rindenwurzel hat sich als Mittel gegen Fieber bewährt.
Bereits bei den Buckelapothekern aus Oberweißbach wurden die getrockneten Früchte des Schlehdorns zum Ende des 15. Jahrhunderts gegen allerlei Krankheiten angeboten. Damit wurde auch das Wissen um die Heilwirkungen der Schlehe im Großraum von Henneberg, Kursachsen, Hessen und natürlich auch im Thüringischen weiter verbreitet.
Alle volksmedizinischen Hinweise auf die Heilwirkungen der Schlehe verweisen aber auch darauf, dass sie nur in Maßen angewandt werden sollte.
Im Volksglauben wurde auch dies überliefert: Wer die allerersten drei vollerblühten Blüten der Schlehe aß, der blieb das ganze Jahr über von Fieber verschont.
In anderen Überlieferungen wird aber von drei Blütenstängeln geschrieben, die man auch drei Mal verzehren musste um Fieber und auch Gicht zu vermeiden.

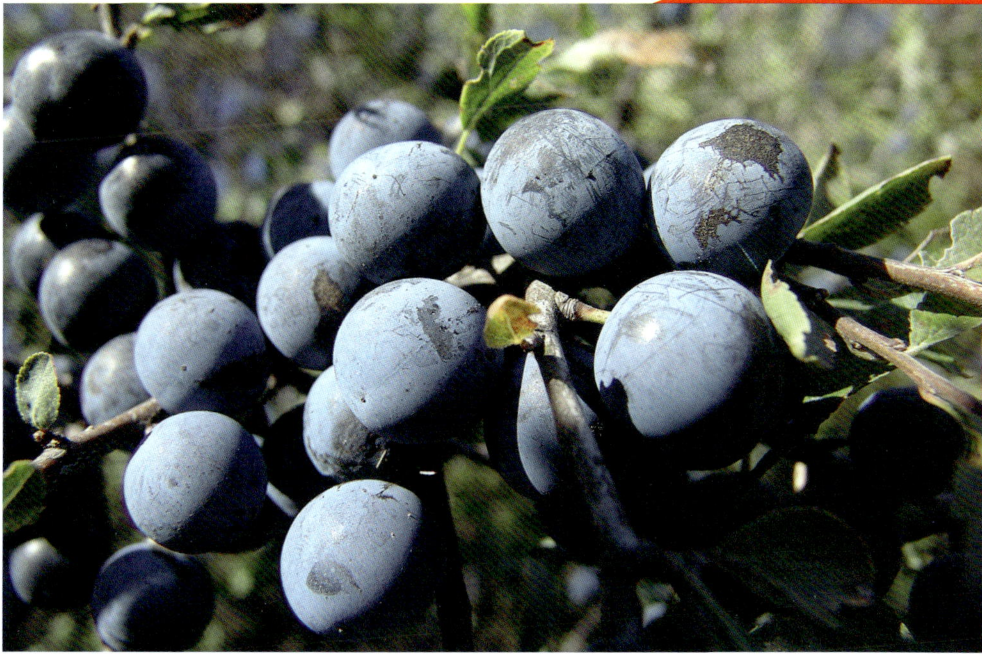

Schlehenfrüchte

Woher das Volk von den Wirkungen wusste ist nicht nachweisbar überliefert. Vielleicht von Galen (129 -216) oder von Theoprast (meist als Paracelsus bekannt 1493 -1541). Beide haben bereits zu ihrer Zeit Schlehen und ihre Verwendung für verschiedene Heilzwecke empfohlen.

Hieronymus Bock (1498 - 1554) schrieb in einem seiner Bücher: „Ein wasser gebrannt von Schlehenblüet/ unnd das selbe getruncken/ ist ein experiment für das stechen an der seiten. Aber vil kräftiger würt das wasser/ so man die frische Schlehenblüet ober nacht in gutem starcken Wein beissen... Mit diesem Wasser hab ich vil nutz geschaffet/ allerhand stechen und drucken umb das herz und magen darmit resoluiert". Botanikus

Heilwirkungen

„So man die beere oder der rinden von wurzeln inn wasser oder sauren wein siedet/ ein wenig Alaun und Honig dazu thut/ dem mund damit auspület/ oder gurglet/ ist es gut zu den geschwären des mundes/ des zanfleisches/ des hals und zäpflein."

Ein Tee aus Schlehenblüten wurde schon in alten Zeiten empfohlen. Schlehenblüten fördern auf milde Art die Entleerung des Darms.

Ein Esslöffel getrockneter Schlehenblüten wird mit 250 ml Wasser übergossen und langsam erhitzt, danach abseihen. Täglich soll man davon über einen längeren Zeitraum zwei Tassen ungesüßt trinken.

Die Blüten enthalten gefäßwirksame Flavonoide, u.a. Hyperosid, Quercetin und Rutin sowie Gerbstoffe. Dadurch wird das Schwitzen gefördert und das Fieber gesenkt.

Die Wirksamkeit dieser Gerbstoffe wird auch bei Entzündungen an den Schleimhäuten genutzt. Die Blüten können frisch geerntet und auch getrocknet zu Tee verwendet werden, sie schmecken auch gut. Der Tee gilt als Blutreinigungsmittel, stärkt Magen und Darm und regt die Tätigkeit der Nieren an. Er wird auch gegen Erkältungskrankheiten genutzt, ist stoffwechselanregend und verdauungsfördernd.

Prunus spinosa enthält Kampferölglykoside, Quercetinglykoside, Rutin, Quercetinflavone, Anthocyanidine, (Paeonidin, Cyanidin), Hyperosid, Nitritglykosid, Amygdalein, Emulsin (hieraus werden durch enzymatische Reaktion kleine Mengen Blausäure gebildet), Benzaldehyd, Cactone, verschiedene organische Säuren, verschiedene Kohlenhydrate (Glucose, Fructose, Saccharose, Invertzucker), Gerbstoffe, freie Aminosäuren, Ascorbinsäure und Enzyme.

Andere Namen für die homöopathische Arznei: Acacia, Schlehdorn, Druparia spinosa, Blackthron, Schwarzdorn, Prunus, Prun. Diese Arzneien werden aus den jungen Neutrieben (einige Wochen nach der Blüte gesammelt) gewonnen.

Die gleichen Eigenschaften wie der Blütenblättertee soll auch der Tee aus getrockneten Schlehenblättern besitzen.

Die weißen zarten und überreichlich am Strauch vorkommenden Blüten stehen in der Signaturlehre für „Verjüngung“. Die gesammelten Blüten werden nicht zerdrückt und in ganz lockerer Lage getrocknet. Verunreinigungen wie kleine Rindenstückchen oder Blättchen sollten aus dem Sammelgut entfernt werden.
Die getrockneten sauber verlesenen Blüten werden lichtgeschützt aufbewahrt, damit sie ihre helle Farbe behalten. Bewiesen ist, dass die Schlehe bevorzugt auf geomantischen Störfeldern wächst. Schlehen werden deshalb auch den Menschen als Schutz empfohlen, die viel vor Monitoren und Computern sitzen und mit elektromagnetischen Feldern und Störzonen Kontakt haben.

Eine aus blühenden Zweigspitzen hergestellte Essenz wird empfohlen.
Davon 3 x täglich je 10 Tropfen im Mund zergehen lassen.

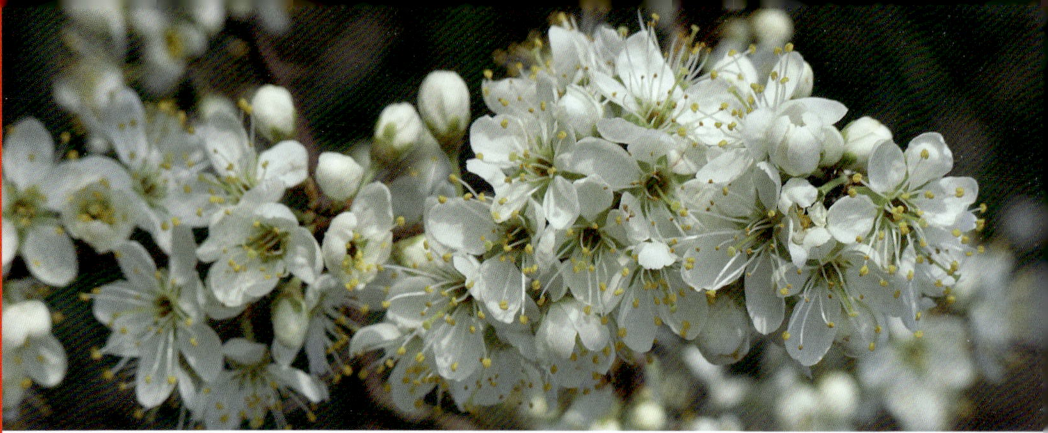

Reichblühende Triebspitze

Erklärung:
Die heutige europäische Geomantie ist eine unwissenschaftliche esoterische Lehre, die sich selbst als „ganzheitliche“ Erfahrungswissenschaft versteht und versucht, die Identität eines Lebensraumes, eines Ortes oder einer Landschaft zu erfassen und diese durch Gestaltung, Kunst oder Raum- und Landschaftsplanung zu berücksichtigen und individuellen Ausdruck zu verleihen.

Allerdings wird darauf hingewiesen, dass man auch den Tee aus Schlehenblüten nur in Maßen trinken sollte. In den Blüten sind das Blausäureskglukosid Amydalin und Cumarinderivate in geringen Mengen enthalten.

Schlehenöl: Frühjahrskur für die Haut

Ein Marmeladenglas wird mit Schlehenblüten, die ganz frisch gepflückt und gründlich von Insekten befreit wurden, gefüllt. Die Blüten im Glas leicht fest drücken und dann mit Mandelöl übergießen bis alles gut bedeckt ist. Für längere Haltbarkeit und zusätzlich zur Hautpflege fügen Sie noch den Inhalt einer Kapsel Vitamin E dazu. Das verschlossene Glas an einem hellen Platz ca. 3 Wochen stehen lassen, regelmäßig durchschütteln. Danach durch ein feines Sieb/Filter gießen. Schlehenöl kann man aber auch kaufen.

Das Öl wirkt straffend und glättend. Es wird auch zur Vorbeugung gegen Schwangerschaftsstreifen empfohlen. Schlehenblüten können auch in Zucker eingemacht werden; ein altes Hausmittel gegen Husten und Heiserkeit. Getrocknete Schlehenblüten sollen elfenbeinfarben aussehen.

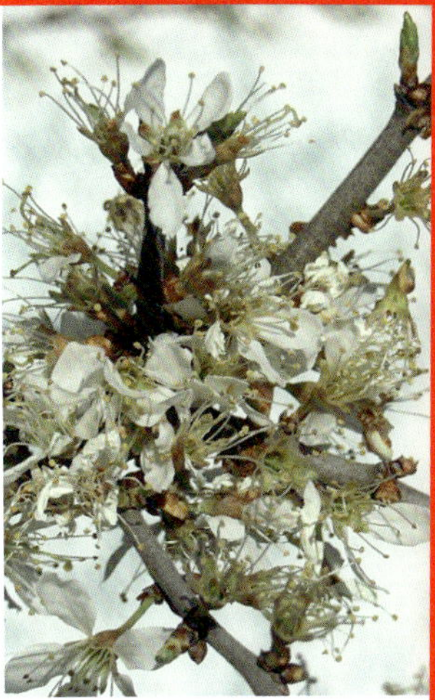

Verblühte Schlehentriebe

Aber bitte rechtzeitig sammeln! Wenn die ersten Blütenblätter bereits abfallen, ist es zu spät.

Nach dem erstem Frost schmecken die Früchte aromatisch, sie sind gerbstoff- und säurehaltig. In dem Zusammenhang sei an die alte Volksweisheit erinnert: „Schlehen sind keine Weinbeeren". Der Stein, der immerhin bis zu 30 % der gesamten Frucht ausmachen kann, lässt sich auch nach dem Frost schwer vom Fruchtfleisch lösen. Mus aus Schlehen gilt als wirksames Mittel gegen Magen-Darm-Störungen aber auch bei Blasen-Nieren-Beschwerden. Oft wird über entsteinte Früchte geschrieben – wir haben verschiedene Techniken probiert und es nicht geschafft, sie wie Pflaumen zu entsteinen.

Wirkung: In verträglicher Dosierung werden frische oder getrocknete Schlehdornfrüchte (Pruni spinosae fructus) arzneilich verwendet und zubereitet. Sie enthalten Gerbstoffe mit einer stark adstringierenden Wirkung.

Anwendung:

Angewendet werden Aufgüsse als Tee sowie andere galenische Zubereitungen (Herstellung von Arzneimitteln zur Verabreichung für Patienten) zum Einnehmen. Die mittlere Tagesdosis liegt bei 2- bis 4 g Schlehdornfrucht und das gilt auch für entsprechende Zubereitungen.

Heilwirkungen

Roob, der eingedickte Fruchtsaft der Schlehen, wurde von Andromachus (um 60; Leibarzt des römischen Kaisers Nero; 37 – 68) und auch von Asclepiades (Asklepiades von Tragilos; 4. Jh. v. Chr.; griech. Mythograph) als sehr wirksames Mittel gegen Ruhr empfohlen.

Getrocknete Früchte – die Backschlehen – wurden in früheren Zeiten auch bei Magen- und Darmkatarrhen eingesetzt.

Hierzu wird empfohlen: 25 g getrocknete Früchte mit 125 ml Alkohol ansetzen und 3 Tage stehen lassen. Von diesem alkoholischen Extrakt nimmt man zweimal täglich 1 Esslöffel voll ein.

Schlehensüßmost ist ein gutes Mittel gegen Mund-, Hals- und Zahnfleischerkrankungen.

Mundspülung
2 Teelöffel getrocknete Früchte der Schlehe, 250 ml Wasser

Die getrockneten Beeren mit dem kochenden Wasser übergießen, zugedeckt ca.10 Min. ziehen und dann abkühlen lassen. Dieser Tee kann auch zum Gurgeln und als Spülung für die Mundschleimhaut verwendet werden.

Zum Gurgeln wird eine Abkochung von der Rinde hergestellt. 20 g getrocknete Rinde lässt man ca. 20 Min. in 500 ml Wasser kochen und dann abkühlen.

Auch Hildegard von Bingen (1098 – 1179) schreibt in ihren Annalen: „...die Frucht des Schlehdorn, nämlich die Schlehen, süße mit Honig und iß sie oft und die Gicht in dir wird weichen...

... Aber wer schwach im Magen ist, der brate Schlehen in der Feuerflamme, d.h. er bruzle sie oder koche sie in Wasser und esse sie oft, und sie führt den Unrat und den Schleim vom Magen ab. Wenn er die Kerne mit ißt, wird es ihm nicht schaden."

Empfohlen wird, täglich 4 - 5 dieser mit Honig benetzten Früchte zu verzehren.

Hildegard von Bingen war aber den Schlehen, von ihr auch „Spinis" genannt, nicht wohl gesonnen. Diese Verwendung der Schlehe, gemeint ist wohl der Schlehenwein, rufe „Frevelkeit", also Frevel oder Verwegenheit, hervor.

Die Früchte der Schlehe, so wird weiterhin empfohlen, sind gut bei Gicht und Magenleiden aller Art. „Ernte die Schlehen nach den ersten Frösten und rühre in die gewaschenen und gut abgetropften Früchte auf 30°C erhitzten Honig ein. Die Früchte sollen allseitig mit Honig umgeben sein."

Im Winter, so wird empfohlen, soll man 3 bis 4-mal über den Tag verteilt mit Wasser verdünnten Schlehensaft trinken oder auch dem Tee zugeben. Schlehensaft soll besonders bei Erschöpfungszuständen aufbauend wirken.

Auch eine Tinktur vom Schlehenholz soll belebend wirken. Die spitzen Dornen des Strauches sollen darin den Schutz und die innewohnenden Abwehrkräfte widerspiegeln.

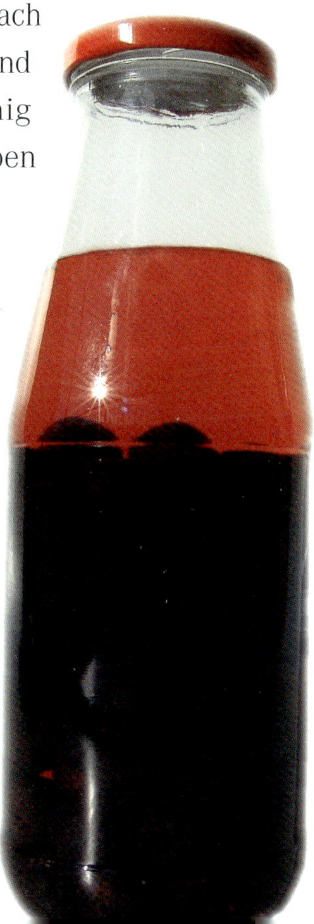

Alkoholischer Schlehenaufguss

Heilwirkungen

Aus der Wurzelrinde kann ein Sud gegen Nasenbluten bereitet werden. Badet man darin, soll dies gut gegen Gebärmutter- und Mastdarmvorfall sein. Die Wurzel wurde einst gegen Asthma, Steinbeschwerden, Wassersucht und Wechselfieber empfohlen.

Von den jungen Zweigen wird die Rinde im Frühjahr oder erst im Herbst gesammelt.

Die Rinde der Schlehe wird in der Sonne getrocknet und in Papiersäckchen aufbewahrt. Sie gilt als adstringierendes und fiebersenkendes Mittel. Sie wird für Waschungen und Teilbäder empfohlen. Die bitter-zusammenziehende Rinde der Schlehe wird als gutes Mittel zur Regenerierung der Haut genutzt. Sie wird deshalb auch in der Kosmetikindustrie in Cremes gegen die Folgen der Hautalterung eingesetzt.

Kräuterpfarrer Johann Künzle (1857 -1945) war überzeugt davon, dass das Schlehenholz ein gutes Mittel gegen Gicht sei. Zuerst das Holz verbrennen und dann die Asche mit heißem Wasser überbrühen, bis ein Brei daraus entsteht. Den Brei durch ein Sieb abtropfen lassen und diesen Sud mit viel Nelken und Zimt sowie 1 bis 2 l Wein mit Honig vermischen. Die an Gicht erkrankte Person trinke sofort morgens ein halbes Trinkglas und nach dem Essen ein ganzes Trinkglas davon.

Dies stimmt auch mit den Erfahrungen der Hildegard von Bingen (1098 -1179) überein, die ebenfalls empfiehlt: „Und ein Mensch, der gichtkrank ist... und so daß seine Glieder lahmen, der ... trinke nüchtern mäßig, nach dem Essen

Getrocknete Schlehenfrüchte

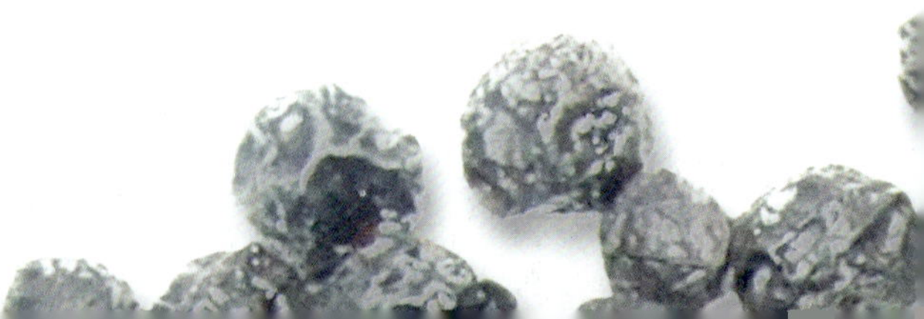

aber nehme er genügend davon. Und das tue er oft und die Gicht wird von ihm weichen ... und die Gesundheit der Glieder wird er wiedererlangen, weil dieser Trunk besser als Gold ist."

Die Schlehe wird auch in der Baumheilkunde beschrieben. Sie soll Menschen, die zu sensibel und verletzlich sind und Angst vor sozialen Kontakten haben, helfen dies zu überwinden.

In Tirol wurde einst den Kranken Schlehenzweige an die linke Brust gebunden, als Mittel gegen Gelbsucht.

Vollreife Früchte werden in der Kosmetikindustrie zu Essenzen verarbeitet. Ölauszüge von Schlehenblüten sind in Pflegeprodukten wie Handcreme oder Körpermilch enthalten.

Allgemein gilt, dass Blätter, Blüten, Früchte und Rinde der Schlehe in der Volksmedizin sehr vielfältig eingesetzt werden. So werden z.B. auch Harnverhaltung, Hautausschläge, Husten, Magenkrämpfe, Magen-, Nieren- und Blasenleiden, Menstruationsbeschwerden, Nervenschwäche, sexuelle Überreizung, Steinleiden und Wassersucht damit behandelt.

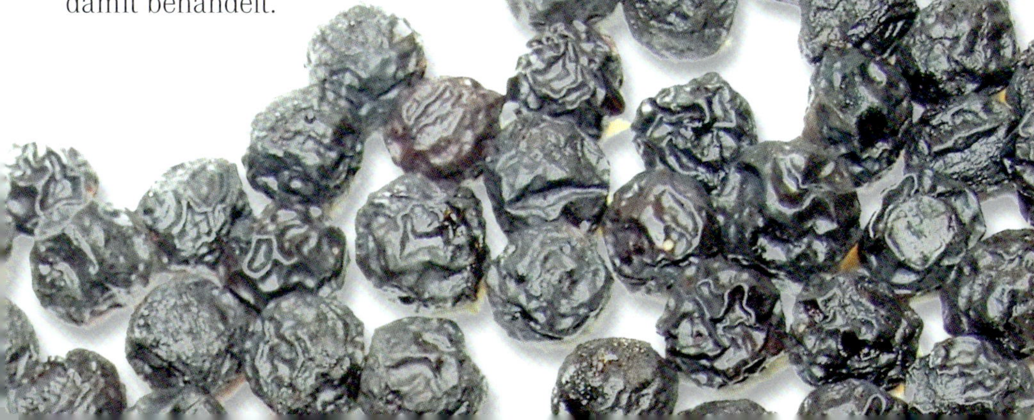

Inhaltsstoffe der Blüten und Früchte

Die Blüten und auch die Früchte der Schlehe beinhalten u.a. Amygdalin, Farbstoffe, Flavonglykoside, Fruchtsäuren, z.B. Apfelsäure, Bitterstoffe, Carotin, Gerbstoffe, Mineralstoffe, Pektin und Vitamin C, Zucker und auch die Vitamine B1 und B2. Es sollen immerhin 30 mg Vitamin C pro 100 g Früchte sein. Zitronen werden mit 50 -100 mg Vitamin C / 100 g Früchte ausgewiesen.

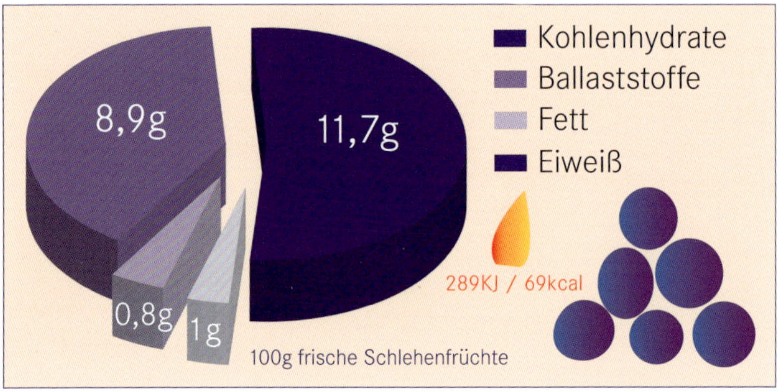

Heilanwendungen

Die Blüten der Schlehen werden, wie andere Heilpflanzen auch, nur bei trockenem Wetter gesammelt und nicht gedrückt oder in das Sammelgefäß gepresst.

In den Blüten der Schlehe sind u.a. Flavonoide wie Hyperosid, Quercetin und Rutin enthalten, auch Gerbstoffe. Letztere wirken sehr gut bei der Behandlung entzündeter Schleimhäute.

Schlehenblütentee wirkt abführend, beruhigend, blutreinigend, harntreibend und krampflösend. Diese Eigenschaften werden auch bei Ödemen und Cellulitis genutzt.

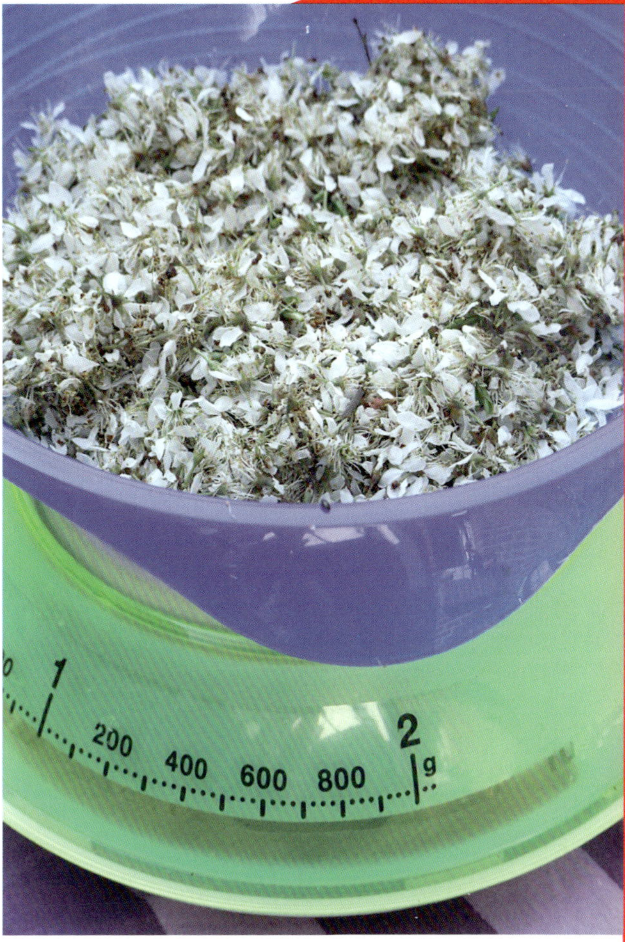

Die Menge wird vor der Verarbeitung immer gewogen.

Bei Frühjahrskuren, also genau zur Blütezeit, wird er zur Blutreinigung getrunken. Nach KNEIPP gilt dieser Tee auch als mildes Abführmittel. Der Blütentee wird zur Blutreinigung und zur Anregung des Darms verabreicht. In der Homöopathie wird eine Essenz aus frisch gepflückten Blüten hergestellt; sie hat eine relative Anwendungsbreite. Empfohlen wird sie bei Darmkoliken, Gicht, Hämorriden, Rheuma, Störungen im Magen-Darm-Kanal und auch bei Atembeschwerden infolge einer Erkrankung der Luftwege. Die Blütenfee Baumessenz vom Schwarzdorn soll das Innere ins Gleichgewicht bringen, Gefühlsschwankungen ausgleichen und emotionale Ungleichgewichte beseitigen.

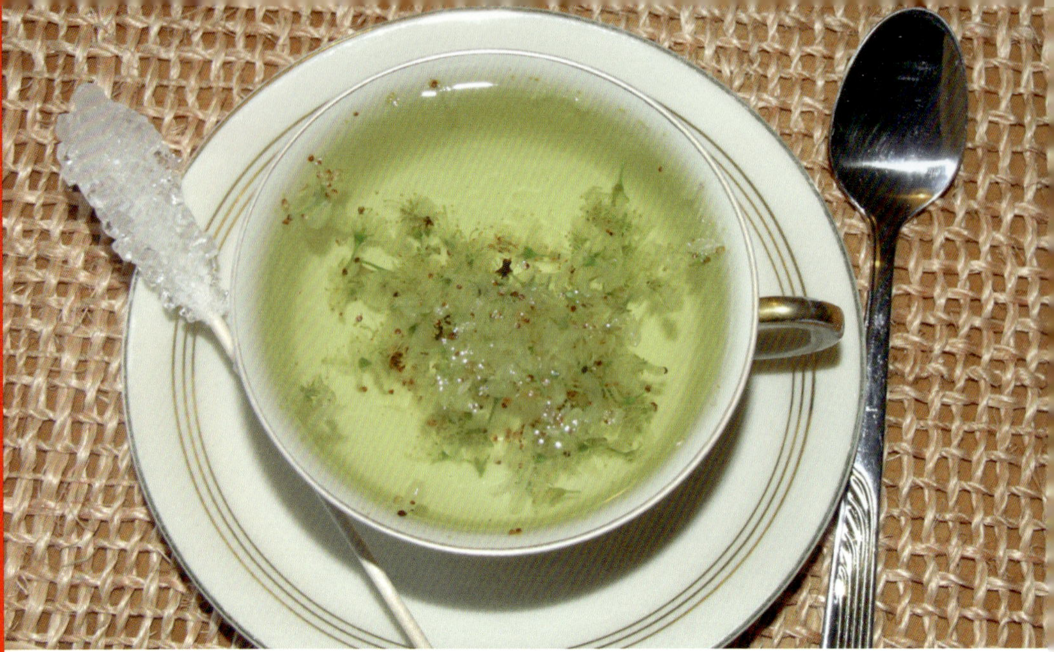

Frisch aufgebrühter Tee, mit Kandiszucker gesüßt.

Schlehenblütentee

Zutaten: 1 TL getrocknete Blüten, Wasser

Wasser zum Kochen bringen, die Blüten damit übergießen und ca. 10 Min. ziehen lassen; Abseihen und schluckweise trinken.

Als blutreinigender Tee werden Faulbaumrinde und Schlehenblüten empfohlen. Bei Bronchialkrämpfen in der Mischung mit Kamille und Lungenkraut.

Gegen Darmträgheit, Gebärmutterleiden, Herzrheuma, Herzschwäche und auch bei Nasenbluten werden Teemischungen mit Schlehenzusatz als wirksam gepriesen.

Darmentzündungen sollen sich auch durch eine Teemischung mit Schlehenblüten lindern lassen.

Empfohlene mittlere Tagesdosis: 4,5 g getrocknete Droge.

Kindern wurde Schlehenblütensirup gegeben, um festgestellten Wurmbefall zu bekämpfen.

Auch die Triebspitzen des Schlehenstrauches werden in hautstraffenden Kosmetikprodukten verarbeitet. Die Triebspitzen haben fast die gleichen Inhaltsstoffe wie die Blüten – Flavonoide und Gerbstoffe. Hier wird die zusammenziehende Wirkung der Inhaltsstoffe der Triebspitzen genutzt.
Auch aus den Früchten lässt sich ein gesunder Haustee herstellen:
20 g getrocknete Früchte mit 500 ml heißem Wasser überbrühen.
Ca. 10 Min. ziehen lassen.
Schlehenmus oder -marmelade wurde/wird auch in der Volksmedizin bei Blasen-, Magen- und Nierenbeschwerden verzehrt. Bei Entzündungen des Zahnfleisches, auch im Hals und an der Mundschleimhaut wird der Saft der Schlehe als Gurgelmittel empfohlen. Auch Rinde und Wurzeln wurden in früherer Zeit volksmedizinisch genutzt.

Auch hier gilt: Bitte fragen Sie vorher immer Ihren Arzt oder Apotheker!

Getrocknete Früchte wurden/werden auch in Österreich und einigen Ländern der ehemaligen Sowjetunion als Hausmittel eingesetzt. Sie wirken positiv auf Herz und Kreislauf. Angewandt werden sie auch bei Erregungszuständen und in Zeiten der Rekonvaleszenz. Auch bei Hautunreinheiten, wie Pusteln und Akne, werden sie verzehrt.
Früher wurden und werden die Kerne auch in der Spinnzeit im Munde behalten, um den Speichelfluss – wie bei Sauerkirschkernen – anzuregen.

Rezepte

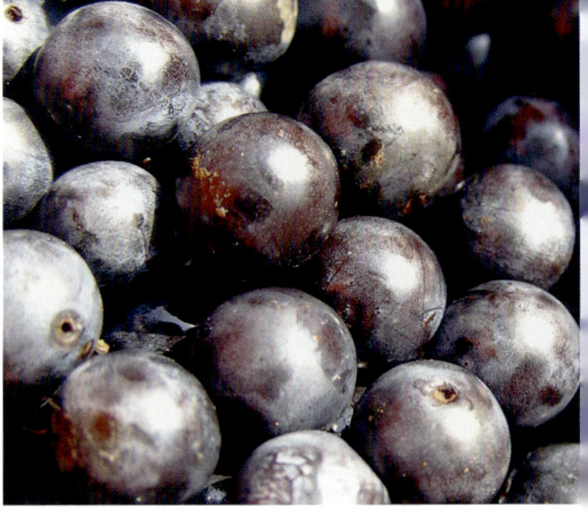

Schlehenküchenrezepte

Salate, Vorspeisen und Beilagen

Backpflaumen sind bekannt – Backschlehen oder getrocknete Schlehen kaum.

Backschlehen

Schlehen waschen und gut abtropfen lassen, bei Bedarf trocken tupfen. Dann auf einem Blech mehrmals in der Backröhre bei geringer Wärmezufuhr oder an einem geeigneten warmen Platz langsam darren/trocknen lassen. Das kann mehrere Tage oder Wochen dauern und muss regelmäßig kontrolliert werden.

Wir haben die Früchte zuerst ca. 20 Min. bei 30°C vorsichtig in der Backröhre angetrocknet, das kann auch wiederholt werden. Danach wurden die Früchte auf mit Küchenkrepp belegte Schalen verteilt und in trockene Räume gestellt. Regelmäßige Kontrolle, Wenden der Früchte und Entfernen von verdorbenen Exemplaren ist erforderlich! Die Früchte trocknen nun ganz langsam ein, vom spärlichen Fruchtfleisch bleibt nicht viel übrig – nur der feine herzhafte Geschmack.

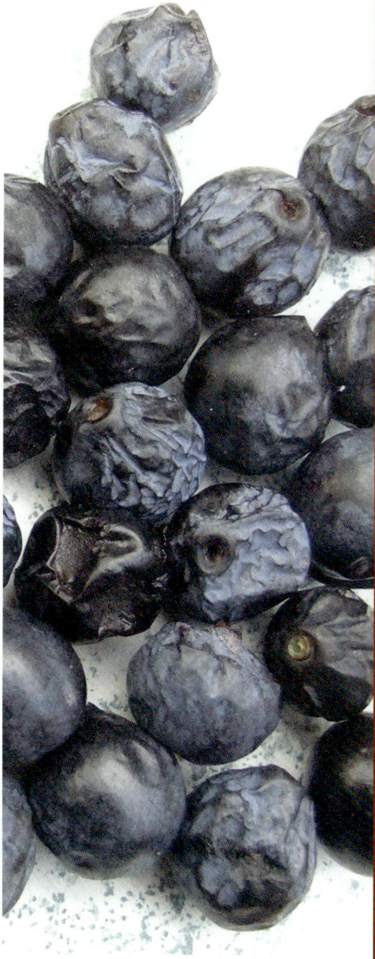

Schlehen mit „Runzelfalten", bestens zur Trockenschlehe oder als Backschlehen geeignet.

Wir haben diese Backschlehen mit Räucherspeck ummantelt und mit Zahnstochern fixiert. In ganz wenig Pflanzenöl werden sie auf kleiner Flamme gebraten bis der Speck schön kross ist. Diese kleinen leckeren Häppchen schmecken fruchtig pikant.

ACHTUNG, nicht auf die harten Kerne beißen.

Schlehenessig / kurze Herstellungszeit

Zutaten: 200 g Schlehen, 750 ml Weinessig, 135 g braunen Kandiszucker, 1 Vanillestange, 1 Zimtstange

Schlehen waschen, mit Küchenkrepp trocken tupfen. Schlehen, Kandiszucker, Vanillestange und Zimtstange in eine geeignete Flasche füllen und mit dem Weinessig übergießen. Etwa 3 Monate stehen lassen, dann abseihen und den fertigen Schlehenessig zum Verbrauch abfüllen.

Schlehen-Oliven

Zutaten: Schlehen, Salz, Wasser, Thymian, Nelken, Lorbeer, Wasser (Menge der Zutaten nach Gewicht der Schlehen auswählen. Die Früchte müssen von der Lake gut bedeckt werden)

Früchte waschen, gut abtropfen lassen und jede Frucht anstechen! Aus Salz und Wasser eine Salzlake kochen. Nach dem Abkühlen die Schlehen und die Gewürze zugeben. Mehrere Wochen gut abgedeckt ziehen lassen. Verwendung wie Oliven mit Stein – oder zum Aperitif reichen.

Schlehen, süß-sauer

Zutaten: 1 200 g Schlehen, 375 ml Rotwein, 125 ml milden Weinessig, 100 g braunen Zucker, 100 ml Rübensirup, 2 Gewürznelken, 1 Zimtstange, 1 EL Senfkörner, 1 Orange, 1/2 Vanilleschote, 1/2 TL Pfefferkörner

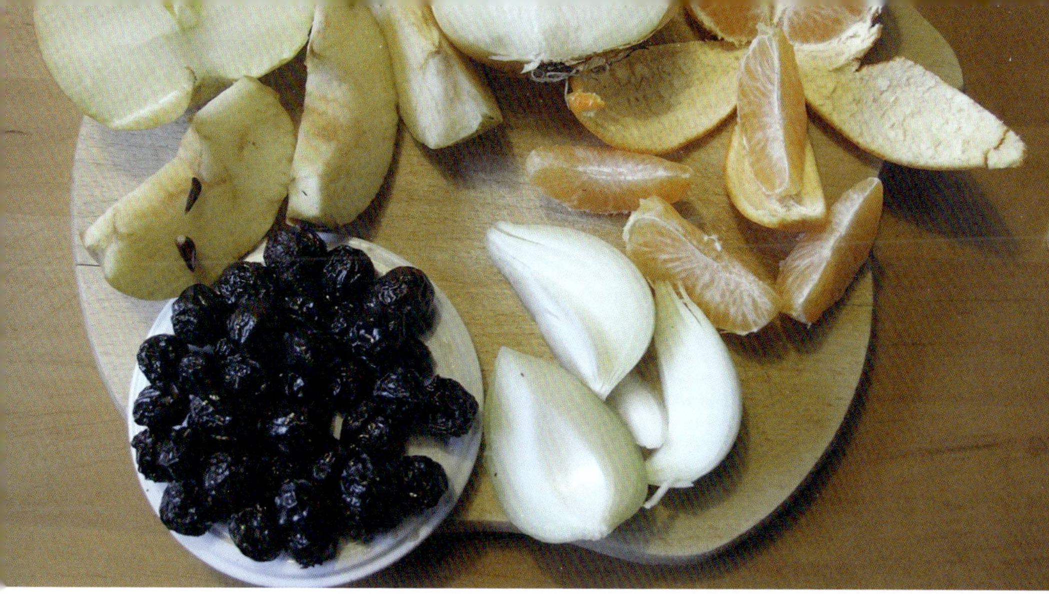

Schlehen zur weiteren Verarbeitung vorbereitet.

Die reifen Früchte waschen, abtupfen und jede mehrmals mit einer Nadel einstechen oder einritzen. Schale einer geeigneten Orange abreiben und anschließend auspressen. Rotwein, Weinessig, Zucker, Sirup, Gewürze, die Schale und den Saft der Orange in einem Topf kurz aufkochen und weitere 4 Min. köcheln lassen. Dann die Schlehen nach und nach hinzugeben und 5 Min. kräftig kochen lassen. Danach die Früchte sofort mit einem Schaumlöffel herausheben und in geeignete Gläser füllen. Den heißen Sud vorsichtig darüber gießen und die Gläser fest verschließen. Zum Abkühlen kopfüber abstellen.

Schlehen in Olivenöl

Zutaten: 500 g Schlehen, 300 ml Wasser, 150 g Meersalz, 1 Chilischote, 1 Knoblauchzehe, 1 Lorbeerblatt, Olivenöl, 1 Zweig Oregano, 1 Thymianzweig

Schlehen waschen und gut abtropfen lassen. Das Meersalz im Wasser aufkochen, erkalten lassen, Schlehen hinzugeben und 3 Tage gut abgedeckt in dieser Salzlake ziehen lassen.

Salzlake abgießen, die Schlehen gut abtropfen lassen und in geeignete Gläser verteilen.
1 Knoblauchzehe schälen/evtl. halbieren, 1 kleine Chili in feine Streifen schneiden/evtl. entkernen; Lorbeerblatt, Teile von Thymian und Oregano in jedes Glas geben und mit nativem Olivenöl übergießen bis die Schlehen völlig bedeckt sind. Gläser gut verschließen und an einem kühlen Ort ca. 2 Monate stehen lassen. Öfter gut durchschütteln.
Diese Schlehen in Olivenöl können wie richtige Oliven mit Kern verwendet werden.

Suppen & Soßen

Schlehensuppe mit Kürbis

Zutaten: 150 g Schlehen, 420 g Kürbis, 300 g Äpfel, 250 ml Joghurt, 200 ml Wasser, 60 g Haferflocken, 60 g Walnüsse, 4 EL Löwenzahnblütenhonig, $^{1}/_{2}$ TL Vanillezucker
Schlehen waschen und gut abtropfen lassen; Äpfel waschen, trocken tupfen, schälen, Kerngehäuse entfernen und in Scheiben schneiden. Kürbis schälen und Fruchtfleisch in kleine Würfel schneiden. Äpfel, Kürbis und Schlehen mit dem Löwenzahnblütenhonig im Wasser kurz aufkochen und ca. 15 Min. ziehen lassen; danach durch ein feines Sieb streichen. Diese Masse abkühlen lassen, den Joghurt und den Vanillezucker unterrühren. Haferflocken rösten und gemeinsam mit den gehackten Walnüssen vor dem Servieren über die Suppe streuen.
Diese Schlehen-Kürbissuppe kann auch als Kaltschale gereicht werden.

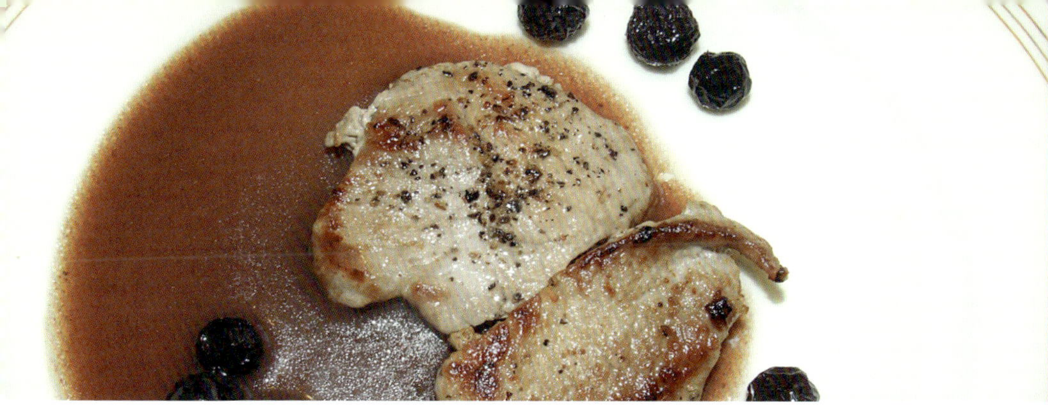

Schlehenbratensoße, angerichtet

Schlehenbratensoße

Zutaten: 50 g Schlehen, 3 EL Schlehengelee, 125 ml trockener Rotwein, 1 TL Zucker, fertige Bratensoße

Schlehen und Rotwein in einem geeigneten Edelstahltopf kurz aufkochen, dann das Schlehengelee zugeben und – je nach Geschmack – mit 1 TL Zucker abschmecken. Danach 6 EL Schlehen entnehmen und auf einer gesonderten Glasschale lagern. Die restliche Schlehensoße weitere 5 Min. köcheln lassen und danach durch ein Sieb streichen. Schlehensoße mit gleicher Menge Bratensoße (vom Reh oder Wildschwein etc.) verrühren und in eine vorgewärmte Soßenterrine geben.

Vor dem Servieren Soßenspiegel auf die Teller gießen, Wildbraten anrichten und mit Soße beträufeln, dann den Teller anteilig mit den Schlehen aus der Glasschale garnieren.

Schlehensoße mit Burgunder

Zutaten: 2 EL Schlehengelee, 250 ml Wildgrundsoße, 125 ml Spätburgunder, Gin, Pfeffer, Thymian

Die Grundsoße mit dem Spätburgunder einige Min. verkochen, dann das Gelee einrühren. Je nach Geschmack mit frisch gemahlenem schwarzem Pfeffer, Gin und gerebeltem Thymian abschmecken.

Hauptgerichte

Hirsepalatschinken mit Schlehe

Zutaten: Teig aus 50g Hirse, 50 g Weizenvollkornmehl, 250 ml Milch, 1 Ei, Salz

Füllung: 120 g Schlehen, 200 g Magerquark, 125 ml Sahne, 50 ml Apfelsaft, Honig, Zimt, Walnüsse

Aus den Teigzutaten einen Teig rühren und ca. 10 Min. ruhen lassen und danach in einer Pfanne die Palatschinken ausbacken.

Die küchenfertigen Schlehen im Apfelsaft weich dünsten und passieren. Zusammen mit allen Zutaten zu einer Creme verrühren, die geschlagene Sahne unterheben. Damit die Palatschinken füllen und mit den gehackten Walnüssen bestreuen.

Desserts

Rumtopf

Zutaten: 1000 g Schlehen, 1 000 g Zucker, 1 000 ml Rum

In den bereits seit der Erdbeerernte mit den verschiedenen Früchten ständig aufgefüllten Rumtopf kommen im Spätherbst auch noch die Schlehen. Die Schlehen auslesen, waschen und gut abtropfen lassen. Schlehen in den Rumtopf geben, den Zucker gleichmäßig obenauf streuen. Mit dem Rum aufgießen bis alle Früchte mindestens 2 cm hoch damit bedeckt sind.

Ca. 2 bis 3 Wochen nach dieser letzten Auffüllung des Rumtopfes nochmals ca. 500 ml Rum nachfüllen und noch weitere 4 Wochen zum Durchziehen gut abgedeckt stehen lassen.

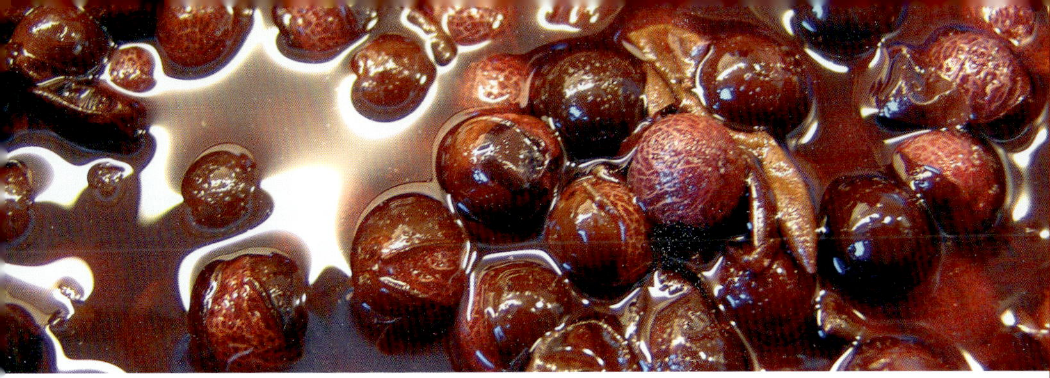

Mehrmals übergossene und ausgelaugte Schlehen

Schlehen-Fruchtgelee

Zutaten: 1 500 g Schlehen, 1 000 g Zucker, 300 ml Wasser, 100 g Grobzucker

Schlehen waschen, gut abtropfen lassen und im Wasser weichkochen, anschließend durch ein Sieb streichen. Fruchtmasse mit dem Zucker in einen Topf geben und zu einem dicken Mus einkochen und so lange köcheln, bis sich das Mus vom Topf löst. Das Mus dann auf ein mit Backpapier belegtes Backblech oder in eine geölte Form geben, glatt streichen und völlig auskühlen lassen. Das so entstandene feste Fruchtgelee in kleine Quadrate schneiden und zur Verzierung in grobem Zucker wälzen. In Gläsern luftdicht aufbewahren. Kann als Nachspeise, zu Frischkäse oder als kleine Nascherei so nebenbei serviert werden.

Schlehengelee zu überbackener Birne

Zutaten: 1 EL Schlehengelee, 100 g Schafskäse, 2 Birnen, 1 EL Ebereschengelee, 4 Zweige Thymian, Wasser

Birnen schälen, halbieren, das Kerngehäuse entfernen und in wenig Wasser gar dünsten. Birnenhälften auf feuerfestem Geschirr anrichten, die Gelees auf die Hälften verteilen, den zerkleinerten Schafskäse darüber streuen und mit den Thymianzweigen dekorieren. Bei starker Oberhitze so lange backen, bis der Schafskäse schön goldbraun ist.

Sirup

Schlehensirup

Zutaten: 2 000 g Schlehen, 1 000 g Zucker, $^1/_2$TL Zimt gemahlen, 1 Msp. Nelkenpulver, Wasser

Die küchenfertigen Schlehen in einen Topf geben und mit kochendem Wasser übergießen bis sie bedeckt sind. Den Topf abgedeckt 24 Std. stehen lassen. Dann das Wasser abseihen, aufkochen und kochend wieder über die Schlehen gießen. Weitere 24 Std. abgedeckt stehen lassen und die Prozedur nochmal wiederholen. Danach den Saft wieder abseihen, den Zucker und die Gewürze zugeben und gut verrühren. Kräftig aufkochen und ca. 4 Min. köcheln lassen. Heiß in Flaschen füllen und gut verschließen.

Schmeckt gut zu Eis oder auch in Mineralwasser oder Tee.

Marmelade, Gelee und Mus

Die reifen Früchte gelieren schnell und gut. Sie sind deshalb für Gelee etc. gut geeignet.

Schlehenmus

Zutaten: 1 000 g Schlehen, 1 000 ml Wasser, 300 g Zucker, 2 Gewürznelken, $^1/_2$ Zimtstange, $^1/_2$ Sternanis

Küchenfertige Schlehen im Wasser weich kochen, Gewürze zugeben und bis zum Abkühlen ziehen lassen. Dann passieren, durch ein Sieb streichen und den Zucker unterrühren. Mus in Gläser füllen und fest verschließen. Im Wasserbad bei 100°C ca. 30 Min. sterilisieren.

Täglich morgens zwei TL Schlehenmus genommen regt den Appetit an.

Schlehenhonig

Zutaten: 250 g Schlehenblüten, 500 ml Wasser, 500 g Zucker

Die frisch gesammelten und verlesenen Blüten im Wasser kurz aufkochen, danach auf Zimmertemperatur abkühlen lassen und abseihen. Dabei die Blüten gut auspressen. Den gewonnenen Sud mit dem Zucker mischen, wieder zum Kochen bringen und jetzt so lange köcheln lassen, bis man die gewünschte Konsistenz hat. Sofort heiß in Gläser füllen, fest verschließen und zum Abkühlen kopfüber abstellen.

Natürlich kann man auch Bienenhonig mit dem Fruchtfleisch oder Schlehensaft vermischt zu „Schlehenhonig“ verarbeiten.

Gut geeignet als Brotaufstrich und auch zum Süßen von Tees.

Schlehengelee mit Vanille

Zutaten: 1 000 g Schlehen, 1 000 g Gelierzucker, 250 ml Weißwein, 1 Vanilleschote, 1 Zitrone, 1 TL Zimtpulver, 1 Msp. Nelkenpulver, Wasser

Die küchenfertigen Schlehen in einen Topf geben und mit so viel kochendem Wasser übergießen bis die Früchte bedeckt sind. 24 Stunden stehen lassen, den Saft wieder abseihen, einmal aufkochen lassen und erneut über die Schlehen gießen. Wieder 24 Std. stehen lassen. Mindestens 3 Mal wiederholen. Der so gewonnene Saft wird nach jeder Prozedur immer aromatischer; je öfter je besser...

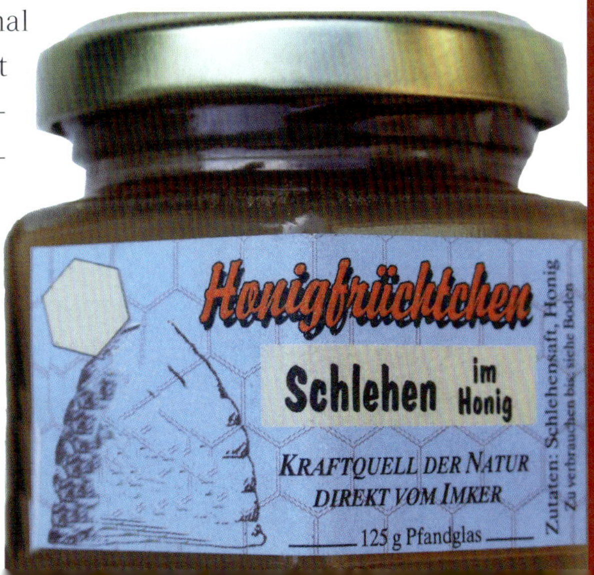

Schlehen im Honig

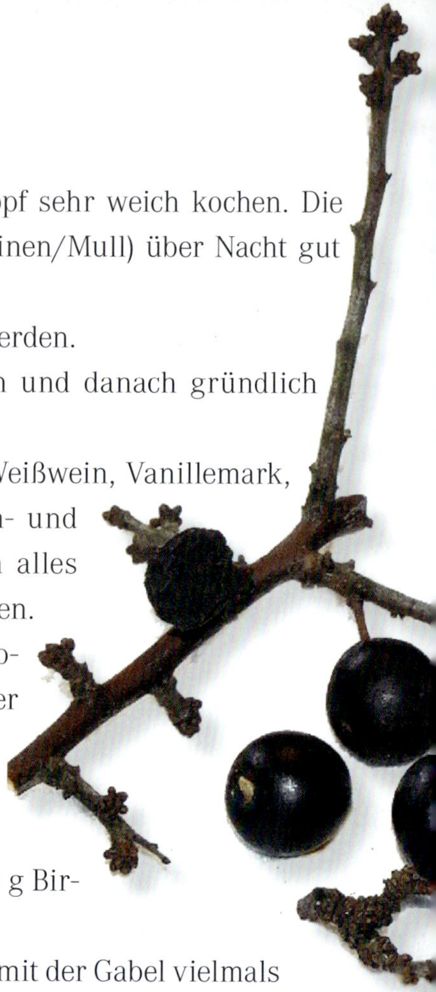

Zuletzt die Schlehen samt Saft in einem Topf sehr weich kochen. Die heiße Masse durch ein geeignetes Tuch (Leinen/Mull) über Nacht gut abseihen lassen.
Mindestens 750 ml Saft sollten gewonnen werden.
Vanilleschote ausschaben, Zitrone abreiben und danach gründlich auspressen.
Den kalten Schlehensaft mit Gelierzucker, Weißwein, Vanillemark, Zitronenabrieb, Zitronensaft sowie Nelken- und Zimtpulver im Topf gut vermischen. Dann alles aufkochen und weitere 4 Min. köcheln lassen.
Nach der Gelierprobe heiß in Gläser füllen, sofort fest verschließen und die Gläser kopfüber zum Abkühlen aufstellen.

Schlehenmehrfruchtgelee

Zutaten: 2 000 g Schlehen, 500 g Äpfel, 250 g Birnen, $^{1}/_{2}$Tasse Zitronensaft, Zucker, Wasser
Schlehen waschen, gut abtropfen lassen und mit der Gabel vielmals anstechen. Äpfel und Birnen waschen, abtrocknen und vierteln; Kerngehäuse, Stiel und Blütenansatz entfernen. Alle Früchte mit 1 500 ml Wasser und den Zitronensaft durchkochen lassen. Saft über Nacht durch ein Tuch tropfen lassen. Saftmenge 1:1 mit Zucker kurz zum Kochen bringen und dann ca. 5 Min. durchkochen lassen, Gelierprobe machen, heiß in Gläser füllen, fest verschließen und kopfüber zum Abkühlen aufstellen.

Schlehengelee

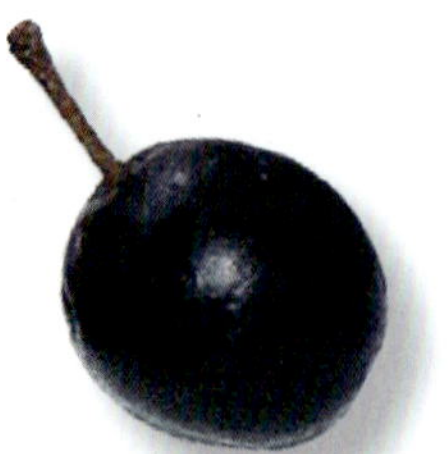

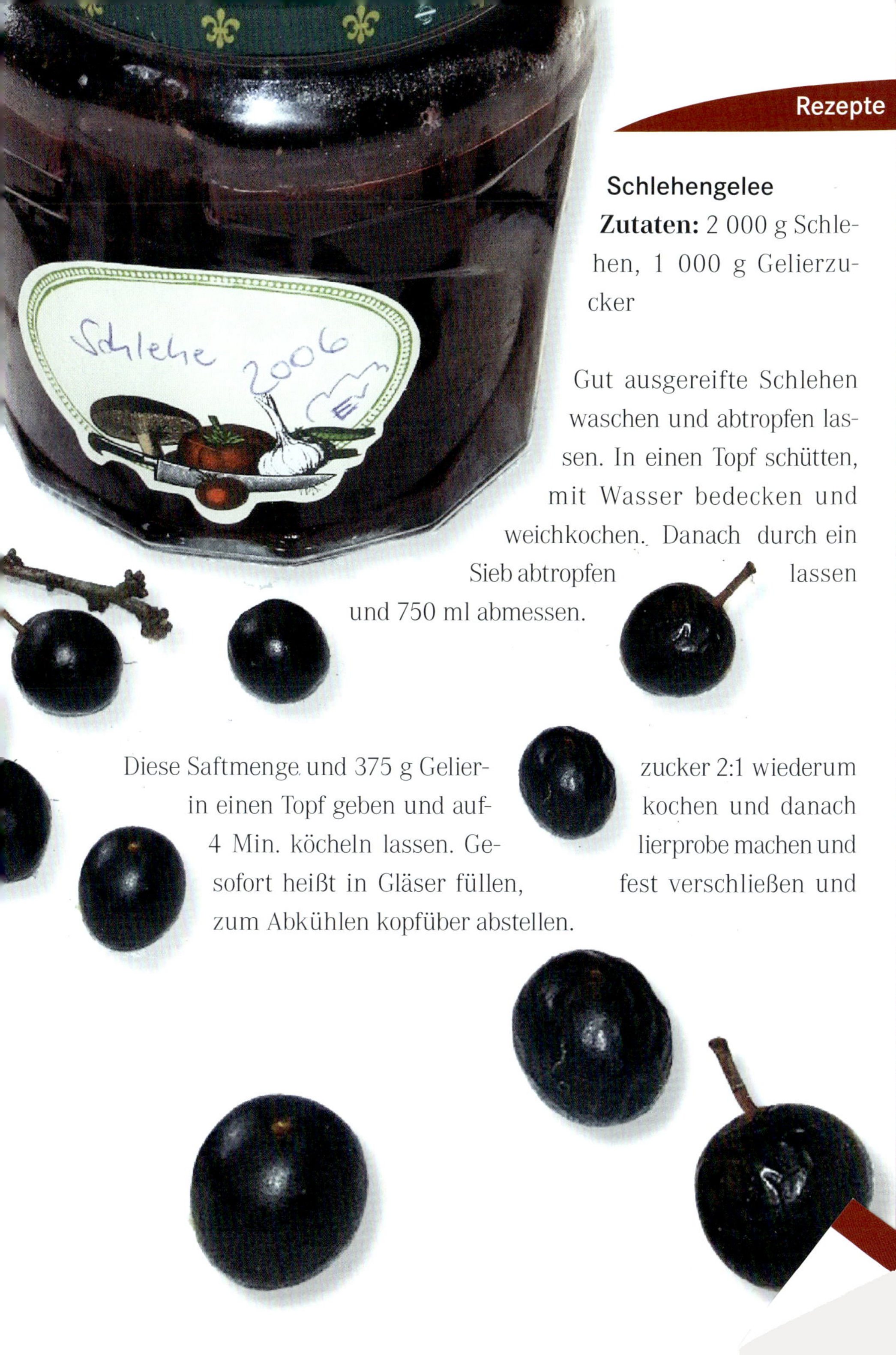

Schlehengelee

Zutaten: 2 000 g Schlehen, 1 000 g Gelierzucker

Gut ausgereifte Schlehen waschen und abtropfen lassen. In einen Topf schütten, mit Wasser bedecken und weichkochen. Danach durch ein Sieb abtropfen lassen und 750 ml abmessen.

Diese Saftmenge und 375 g Gelierzucker 2:1 wiederum in einen Topf geben und aufkochen und danach 4 Min. köcheln lassen. Gelierprobe machen und sofort heißt in Gläser füllen, fest verschließen und zum Abkühlen kopfüber abstellen.

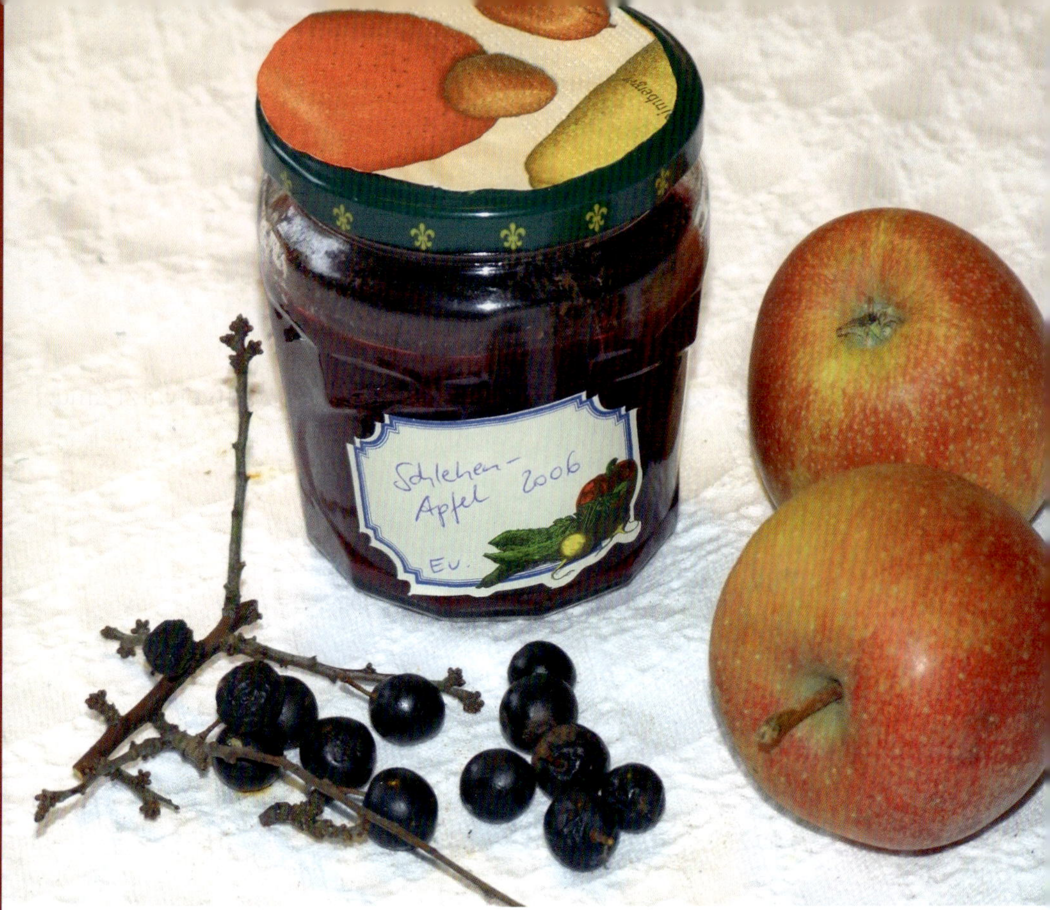

Schlehen-Apfel-Marmelade

Schlehenmarmelade

Zutaten: 1 000 g Schlehen, 500 g Gelierzucker 2 : 1, 500 ml Wasser
Schlehen waschen, gut abtropfen lassen und mit dem Wasser aufkochen. Masse durch ein Sieb pürieren um die Kerne zu entfernen. Dieses Mus mit dem Gelierzucker mischen und aufkochen lassen, dann weitere 4 Min. köcheln. Gelierprobe machen, heiß in Gläser füllen, fest verschließen und kopfüber zum Abkühlen abstellen.

Schlehengelee mit Birnen

Zutaten: 2 000 g Schlehen, 750 g Birnen, 500 g Gelierzucker 2:1

Schlehen waschen und gut abtropfen lassen, im Dampfentsafter oder Topf entsaften. Im Topf rechnet man auf 2 000 g Schlehen ca. 500 ml Wasser und ca. 30 Min. Kochzeit bis die Früchte weich und auch aufgeplatzt sind. Danach Saft über ein Tuch oder auch Sieb abtropfen lassen. Birnen waschen, schälen, Kerngehäuse entfernen und in kleine Teile schneiden. 750 ml Schlehensaft und die Birnen im Mixer pürieren. Alles in einen Topf geben, Gelierzucker hinzufügen und gut unterrühren. Masse aufkochen lassen und weitere 4 Min. köcheln lassen. Gelierprobe machen, heiß in Gläser füllen und diese fest verschließen. Kopfüber zum Abkühlen aufstellen.

Schlehengelee mit Apfel

Zutaten: 1 000 g Schlehen, 500 g Äpfel, 500 g Gelierzucker 2:1, 2 Zitronen, 1 500 ml Wasser

Schlehen waschen und gut abtropfen lassen, Äpfel waschen, abtropfen lassen, entkernen und etwas zerkleinern. Schlehen und Äpfel in einen Topf geben, das Wasser hinzufügen und ca. 60 Min. bei mittlerer Hitze köcheln lassen. Mit einem Stampfer die Früchte zerkleinern, Saft durch ein Sieb ablaufen lassen. Zitronen auspressen und mit dem Schlehensaft auf 900 ml abmessen. In einen Topf schütten und den Gelierzucker zugeben, umrühren und aufkochen lassen, weitere 3 Min. köcheln lassen. Nach der Gelierprobe heiß in Gläser füllen und fest verschließen, kopfüber zum Abkühlen aufstellen.

Chutney

Wer dieses Rezept liest sollte wissen dass das Entsteinen von Schlehen sehr aufwändig ist. Die Steine der Schlehen lösen sich sehr schwer vom Fruchtfleisch und es bleibt auch relativ viel davon am Stein hängen. Die Steine können anschließend mit zur Saftgewinnung verwendet werden.

Schlehenchutney

Zutaten: 1 000 g entsteinte Schlehen, 250 g Rosinen, 100 g Zwiebeln, 100 g Honig, 10 g Ingwer, 1 EL Olivenöl, 1 EL Koriander, 1 TL Salz, 1 Prise Nelkenpfeffer, Wasser

Küchenfertige Schlehen zerkleinern und dabei die Steine entfernen. Rosinen in Wasser legen, damit sie gut aufgehen. Zwiebeln schälen, fein hacken und im Olivenöl anbraten. Fruchtfleisch der Schlehen dazugeben, auf kleiner Flamme einkochen lassen – gelegentlich umrühren. Je nach Geschmack mit den Gewürzen abschmecken.

Passt gut zu gedünsteter Gänseleber oder auch Nudelgerichten.

Säfte, Most, Liköre, Weine und andere Getränke

Schlehenblütensaft

Zutaten: 500 g Schlehenblüten, 500 ml Wasser, 500 g Zucker

Schlehenblüten nochmals vorsichtig auslesen und im Topf mit kaltem Wasser ansetzen. Kurz aufkochen und etwa 5 Min. köcheln lassen. Nach dem Abkühlen durch ein Tuch gießen.

Den Sud mit dem Zucker langsam aufkochen, danach sofort heiß in geeignete Flaschen füllen und fest verschließen.
Gilt als mildes Abführmittel.

Schlehenkaffee

Zutaten: 1 Tasse Kaffee, Schlehenlikör, Vanillezucker
Ein Tasse frisch gefilterten Bohnenkaffee mit einem Gläschen Schlehenlikör und Vanillezucker – je nach Geschmack – verfeinern - und ganz in Ruhe genießen.

Schlehenpunsch

Zutaten: 500 ml Schlehensaft, 1 000 ml schwarzer Tee, 100 g brauner Zucker, 6 Zitronen in Scheiben, 5 cl Zitronensaft, 5 TL Sanddornsirup
Schlehensaft und Schwarztee in einen Topf geben, gut umrühren und bis kurz vorm Siedepunkt erhitzen. Mit Zitronensaft und Zucker abschmecken, mit Sanddornsirup verfeinern. In feuerfeste Gläser füllen und in jedes Glas eine Zitronenscheibe geben.

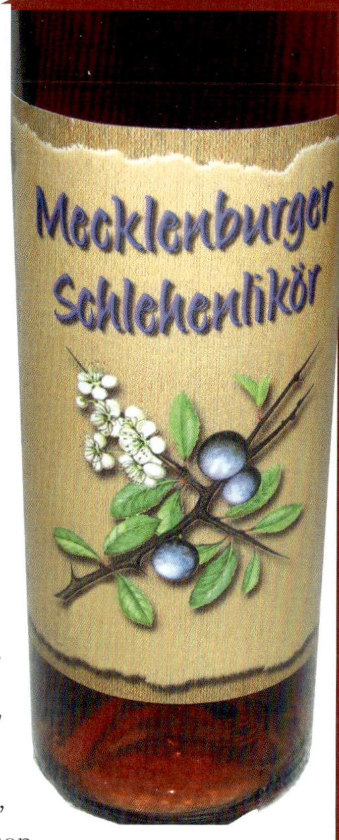

Schlehenlikör

Schlehenlikör, würzig

Zutaten: 600 g Schlehen, 750 ml Wodka, 400 g Zucker, 400 ml Wasser, 5 Gewürznelken, 2 Sternanis, 2 Zimtstangen, 1 Vanilleschote
Die küchenfertigen Schlehen in ein großes geeignetes Gefäß füllen. Den Zucker im Wasser aufkochen und über die Schlehen gießen, abkühlen lassen.

Schlehen bei Bedarf etwas quetschen (Kartoffelstampfer) und über Nacht stehen lassen. Vanilleschote ausschaben und mit den anderen Gewürzen dazugeben, mit dem Wodka auffüllen. Gefäß abdecken und an einem warmen Platz 6 bis 8 Wochen abstellen; gelegentlich umrühren. Während dieser Zeit sollte der Likör eine rötliche Färbung annehmen. Nach der Reifezeit in Flaschen abfüllen.
Die Schlehenfrüchte können zu Wild, Braten oder auch Desserts gereicht werden.

Schlehen-Anis-Likör

Wer nach Navarra/Nordspanien reist, kann direkt vor Ort eine Flasche „Patxaran“ erwerben. Man kann diesen Likör natürlich auch selbst zubereiten. Der Likör ist seit dem 15. Jahrhundert nachweisbar. Königin Blanka von Navarra soll ihn 1441 als Medizin verabreicht bekommen haben und er ist ihr gut bekommen.

Zutaten: Schlehen, Anislikör, Kaffeebohnen, Zimtstange
Schlehen waschen und gut abtropfen lassen. Die Schlehen mit Anislikör vollständig übergießen und je nach Geschmack ein Stück Zimtstange oder einige geröstete Kaffeebohnen dazugeben. Nun bleibt er ca. 6 Monate zur Reife stehen, von Zeit zu Zeit durchschütteln. Nach dem Filtern reift er weitere ca. 3 Monate nach.

Die Gewinnung von Saft aus der Schlehenfrucht ist bei manchen Schlehenliebhabern fast ein Ritual.

Schlehenwein

Friederike von Lengefeld (1743 – 1823), die Schwiegermutter von Friedrich Schiller, schrieb in ihrem persönlichen Rezeptbuch folgendes zur Schlehenweinherstellung nieder:

„Erstlich müssen die Schleen, wenn sie erst gefrohren sind, frisch abgepflicket und nebst denen Kernen gestoßen werden, selbige frisch in ein Faß gethan, und auf 1/2 OhmFaß Wein, 1. Himbten Schleen gethan werden, worunter etwas dinnegeschnittene Hasel- oder Henbutten (Hagebutten) Spähne gemenget werden, damit die Schleen nicht auf einander liegen".

Ein Ohm waren rund 150 Liter, ein Himbten ist auch ein Hohlmaß mit ca. 31,5 Liter. Die Schlehenkerne enthalten Blausäure, deshalb sollte man beim Ausprobieren dieses Rezeptes den Schlehenwein nur mit wenigen Kernen würzen.

Schlehenwein

Für einen 20 bis 25 Liter-Ballon braucht man: 6 000 g Schlehen,
6 000 ml Wasser, 3 000 g Zucker, bis 5 Nährsalztabletten, Reinzuchthefe (z.B. Burgunder)

Die gewaschenen, gut abgetropften Früchte werden am besten per Hand zerdrückt. Dabei kommt es darauf an, dass die Fruchthäute aufplatzen. Der Fruchtbrei wird in den Gärballon gefüllt. Man löst dabei 1 000 g Zucker in einem Liter warmen Wassers auf und spült den Schlehenbrei damit in den Ballon. Das übrige Wasser setzt man kalt hinzu. Die Nährsalztabletten werden zerstoßen und ebenfalls in Wasser aufgelöst. Nun wird die Reinzuchthefe zugesetzt. Bei Reinzuchthefen kommt die Gärung rascher in Gang.

Das Gärgefäß darf nur bis etwa zur Hälfte oder wenig darüber gefüllt sein. Es besteht sonst die Gefahr des Überschäumens während der Gärungsphase. Der Ansatz wird nun mit dem Gärröhrchen verschlossen und in einen warmen Raum gestellt. Nach etwa zwei bis drei Tagen fängt die sichtbare Gärung an. Dabei kann die Schaumkrone den Gäraufsatz erreichen. Nach etwa 6 bis 8 Wochen wird die Gärung allmählich langsamer. Jetzt ist es Zeit, die Schlehen zu entfernen. Hier empfiehlt es sich, einen zweiten Ballon zu haben, in den man dann den halbvergorenen Wein wieder einfüllt. Der Wein sollte nicht länger als nötig mit Luft in Kontakt sein. Der Ballon wird wieder verschlossen. Er kann jetzt auch an einen kühleren Ort gestellt werden, wo der Gärprozess langsam wieder einsetzt und bis zum Ende in Ruhe ablaufen kann. Einige Monate sollte man dem Wein Zeit geben. Würde man ihn zu früh auf Flaschen ziehen, bestünde die Gefahr der Nachgärung, d.h., dass eventuell die Korken herausgedrückt würden. Ist keine Gärtätigkeit mehr zu beobachten und hat sich der Inhalt des Ballons geklärt, kann man den Wein endlich auf Flaschen abfüllen.

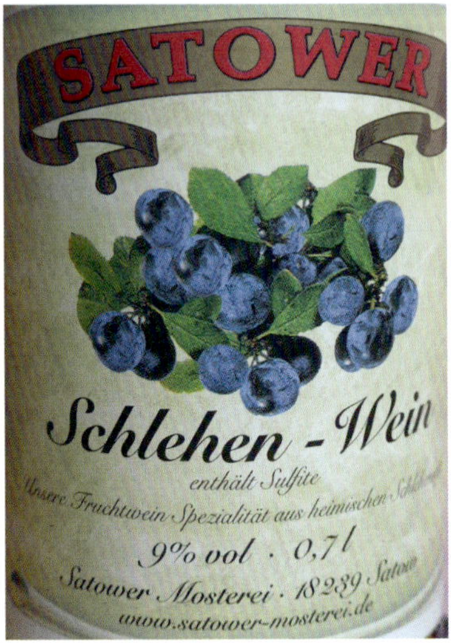

Schlehenmost

Zutaten: 4 000 g Schlehen, 5 000 ml Wasser, 500 g Zucker

Schlehen waschen und gut abtropfen lassen; Wasser erhitzen und kochend über die Schlehen gießen.

Über Nacht stehen lassen, dann den Saft abseihen, mit dem Zucker mischen und nochmals kräftig aufkochen. Heiß in geeignete Flaschen/Gefäße abfüllen und diese fest verschließen.

TIPP:

Wer die Früchte noch vor den ersten Frösten erntet oder ernten muss, kann sie im Tiefkühlschrank frosten. Harte Früchte lassen sich auch gut lagern, besser als alle anderen Früchte der Steinobstarten. Diese kleinen Früchte werden nach einiger Zeit runzelig und auch deutlich weicher, dann wird es Zeit zur Verarbeitung. Die Gerbstoffe der Frucht wurden zwischenzeitlich umgesetzt, sie schmeckt jetzt süßer. Der Fruchtsaft läuft nun auch besser und – was wichtig ist – ergiebiger.

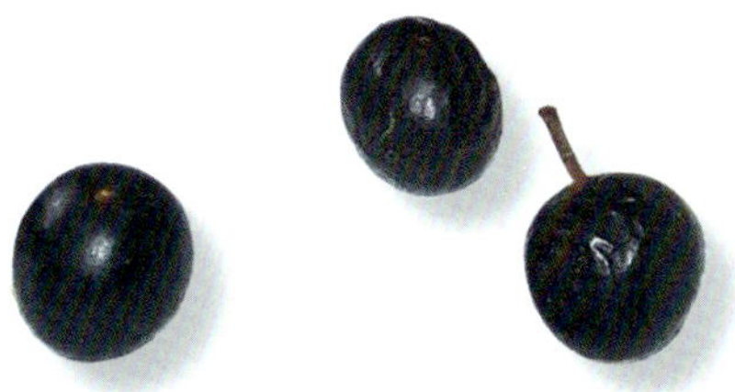

Kuchen

Schlehenmuskuchen

Zutaten: Mürbeteig: 250 g Mehl, 125 g Butter, 50 g Zucker, 1 Ei, 1 Prise Salz, Backfett

Kuchenfüllung: 300 g Schlehenmus, 100 g brauner Zucker, 100 g gemahlene Mandeln, 3 Eier, 2 TL Vanillepuddingpulver, 1 TL Zimt

Aus den Mürbeteigzutaten einen glatten Teig kneten und 30 Min. in den Kühlschrank stellen.

Für die Füllung Schlehenmus mit 3 Eigelb, Mandeln, Puddingpulver, Zimt und Zucker gut verrühren. Das Eiweiß steif schlagen und unter die Füllung heben.

Springform gut einfetten und den Teig darin ausrollen, einen 3 cm hohen Rand formen. Füllung auf den Teig geben und gleichmäßig verteilen. Kuchen im vorgeheizten Backofen ca. 30 Min. bei 200° C backen.

Schlehenlikörtorte

Zutaten:

Für den Teig: 150 g Mehl, 120 g Zucker, 4 Eier, 1 Msp. Backpulver

Für die Tortencreme: 150 ml Schlehenlikör, 100 g Zucker, 4 Blatt Gelatine, 1 Becher Sahne, 1 Becher Joghurt

Teig: Eier aufschlagen und trennen; Eiweiß steif schlagen, Eigelb mit Zucker schaumig schlagen. Mehl mit Backpulver mischen und unter ständigem Rühren in die Eigelbmasse sieben, Eiweiß danach vorsichtig unterheben. Den Teig in eine gefettete Springform geben, dann im Backofen bei 180 ° C ca. 30 Min. backen und abkühlen lassen.

Tortencreme: Sahne steif schlagen und danach den Joghurt, Likör und Zucker unterrühren. Gelatine einweichen, im Topf vorsichtig erwärmen bis sie flüssig geworden ist und dann in die Crememasse einrühren. Diese Tortencreme auf den Biskuitboden streichen und gleichmäßig verteilen. Zum Festwerden in den Kühlschrank stellen.

Mit Sahnetuffs, Schokosplittern etc. kann die Torte noch verziert werden.

Eis und Sorbet

Schleheneis

Zutaten: 250 g Schlehenmus, 200 ml süße Sahne, 200 g Joghurt, 150 g Zucker, 100 ml Wasser, Rotwein, Zitronensaft

Schlehenmus mit Wasser und Zucker so lange köcheln, bis eine sirupartige

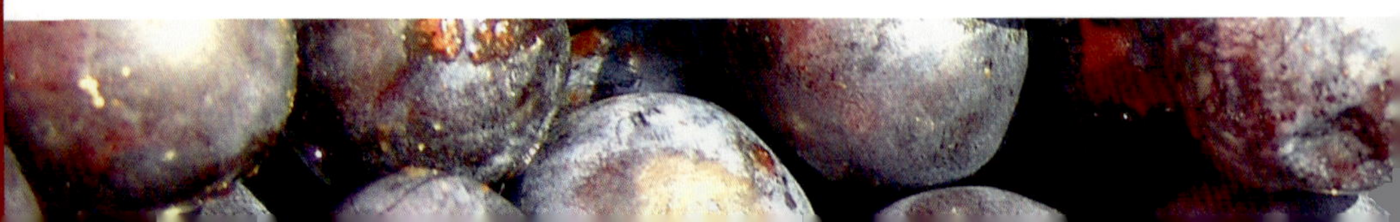

Masse entsteht. (Je nach Geschmack 25 ml Rotwein und/oder Zitronensaft mitkochen) Die Sahne einmal aufkochen und zuerst den Joghurt und danach den Schlehensirup einrühren. Nach dem Abkühlen in die Eismaschine geben oder im Gefrierschrank gefrieren lassen.

Schlehensorbet

Zutaten: 1 000 ml Schlehensirup, 100 ml Portwein, Wasser

Schlehensirup und Portwein verrühren, etwas Wasser zugeben. Mit der Zuckerwaage kontrollieren, dass diese nicht mehr als 16° anzeigt. Alles in der Eismaschine gefrieren lassen und das Sorbet in gekühlten Gläsern servieren.

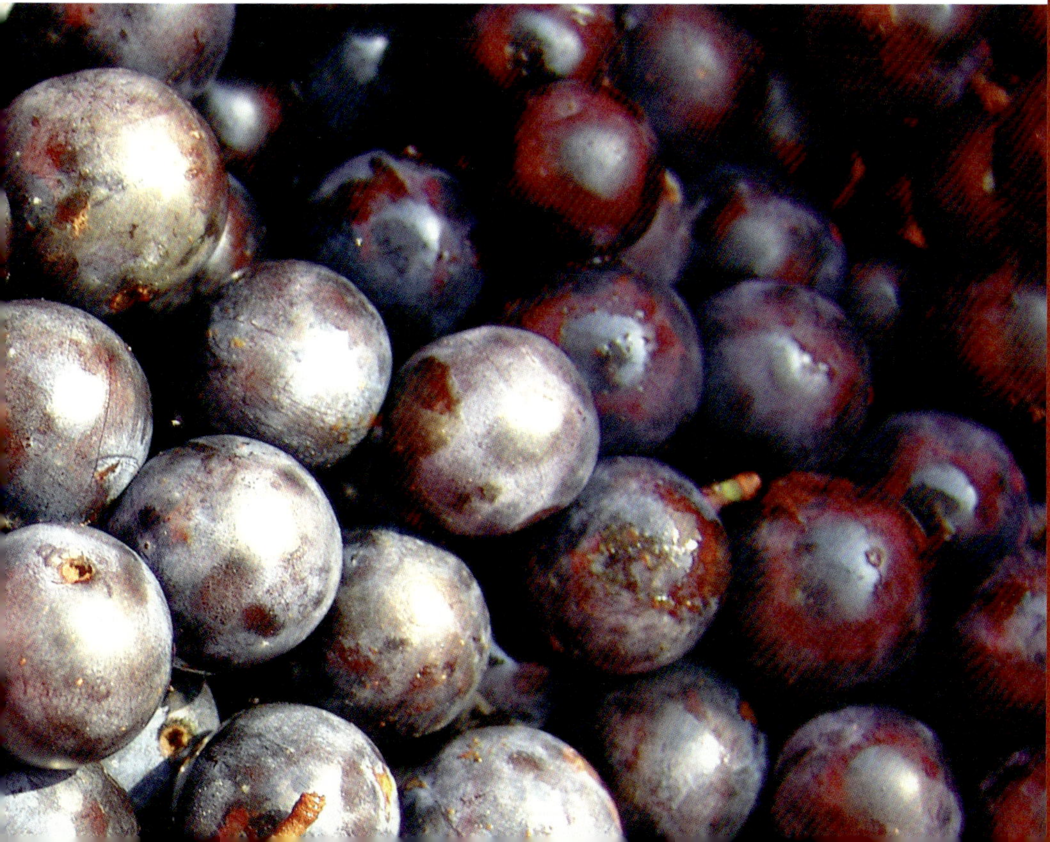

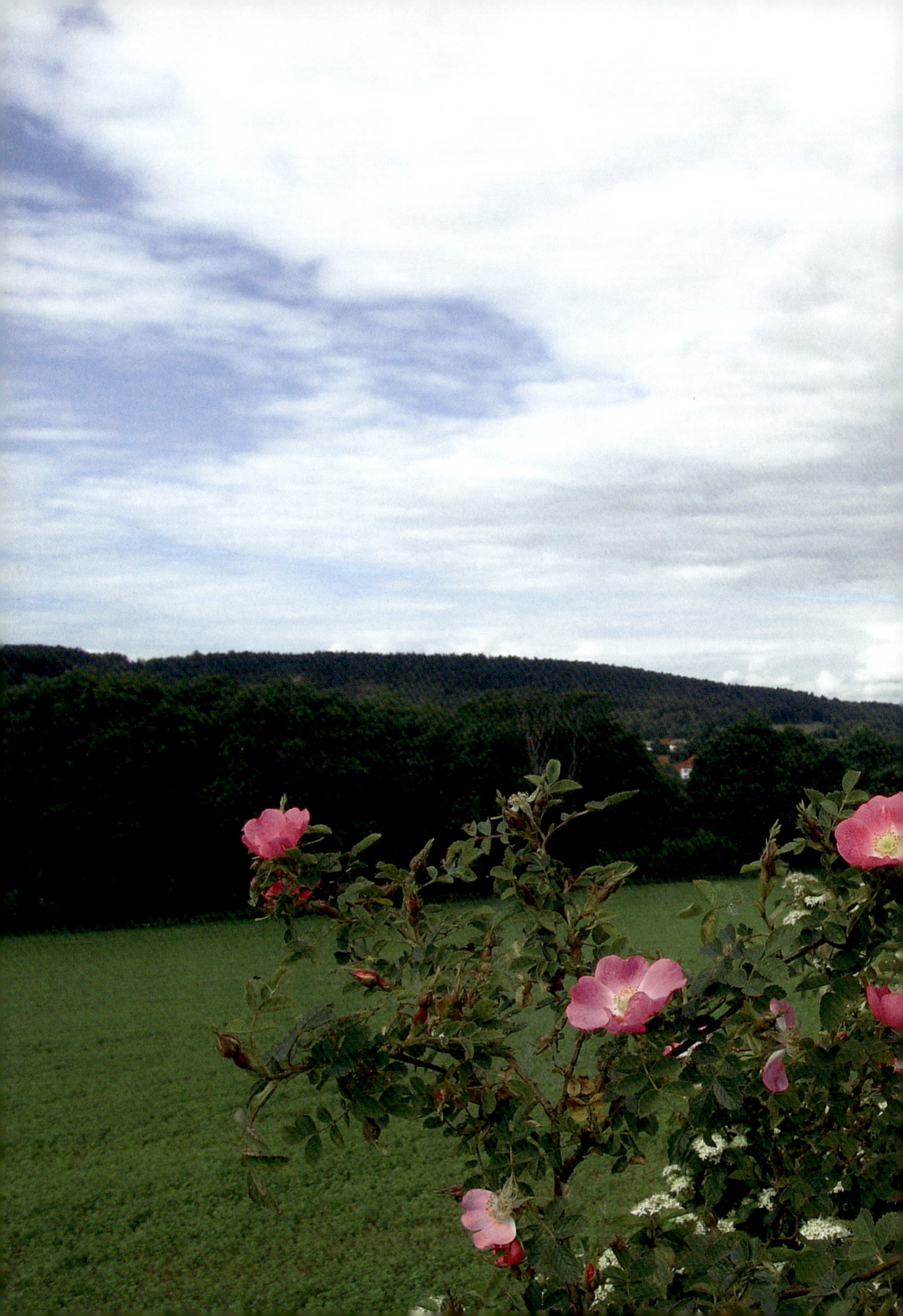

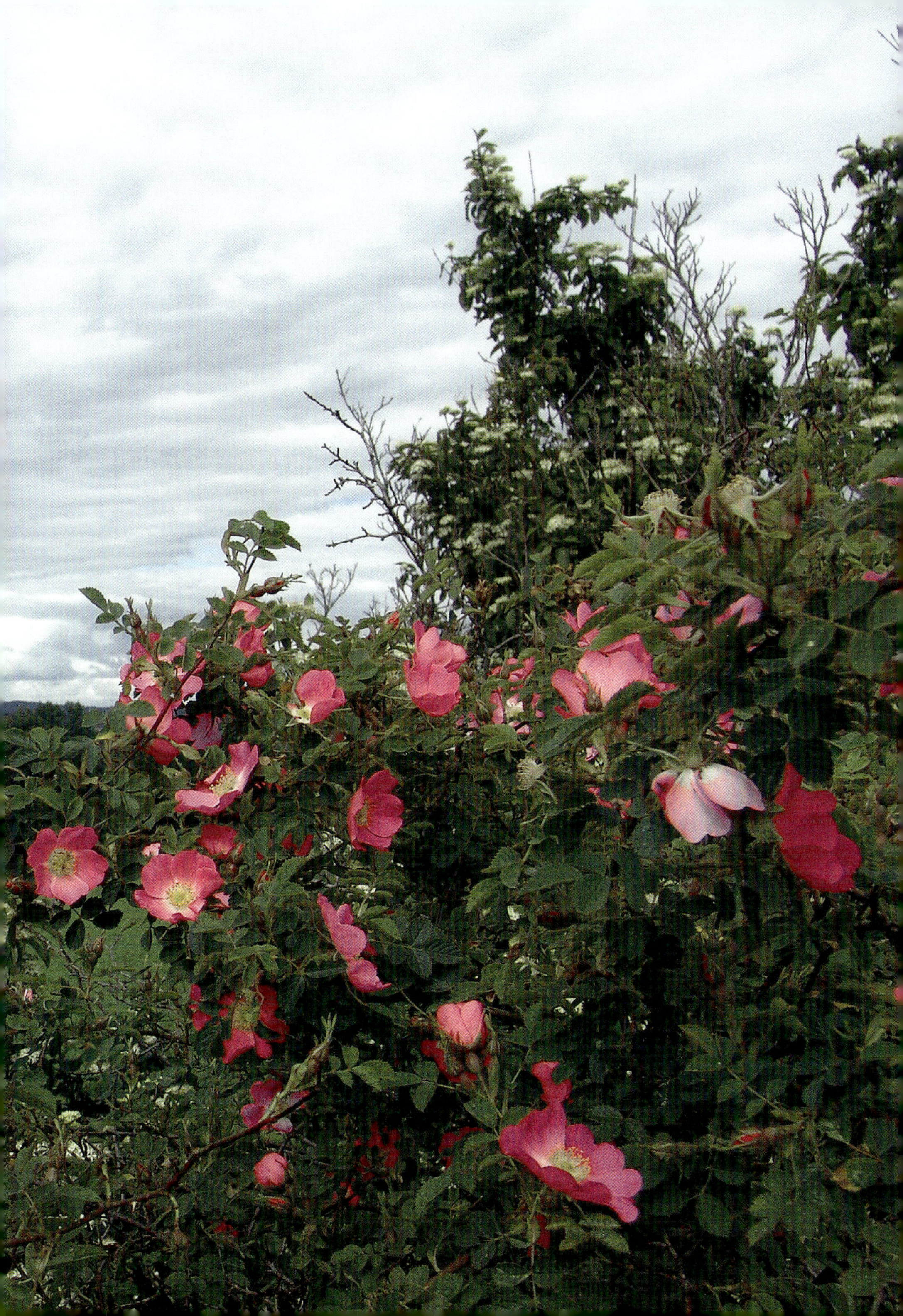

Geschichte und Herkunft der Hagebutte

Als Wildrosen wird eine Rosenklasse der nicht gekreuzten Formen bezeichnet und der Begriff stammt aus der Rosenzucht. Es soll etwa 150 Arten geben. Etwa 100 Arten stammen aus Asien, die anderen verteilen sich auf Afrika, Europa und Nordamerika. Es sind Sträucher, die ungefüllte Blüten mit fünf Kronblättern (Petalen) haben. Die Blüten haben zahlreiche Staubgefäße in der Mitte. Aus ihnen entwickeln sich später die fleischigen Früchte, die Hagebutten. Anhand der Früchte können die Arten unterschieden werden.

Bereits zu Zeiten der Pfahlbauten im Neolithikum (5 000 – 2 000 v. Chr.) wurde die Wildrose verwendet. Das wurde nach archäologischen Untersuchungen von Feuerstellen und auch Gräbern von Schweizer Archäologen herausgefunden.
Pedanios Dioskurides (1. Jh.), ein griechischer Arzt, hat bereits zu damaliger Zeit die Früchte gegen Darmkatarrh empfohlen und eingesetzt. Hieronymus Bock (1498 – 1554), ein deutscher Arzt und Botaniker, beschrieb die stopfende Wirkung der Früchte für Heilzwecke beim Menschen. Pietro Mattioli (1501 – 1577), ein italienischer Arzt, verordnete den Verzehr der Früchte bei Ruhr und der Kerne bei Steinleiden.
Die Wurzeln sollen einst gegen die Tollwut bei Hunden verwendet worden sein, wird in alten Schriften berichtet; daher soll der Name „Hundsrose" stammen. Allerdings weist zwar der Artname „canina" auf den Hund hin, wird aber in diesem Zusammenhang mit „gemein"/ „überall vorkommend" übersetzt.

Bild S. 72-73: *Heckenrosen am Wegesrand*
Bild rechts unten: *Hagebutten*

Beliebte Lieder...
Heidenröslein
Sah ein Knab ein Röslein stehn,
Röslein auf der Heiden,
War so jung und morgenschön,
Lief er schnell, es nah zu sehn,
Sah's mit vielen Freuden.
Röslein, Röslein, Röslein rot,
Röslein auf der Heiden.

Johann Wolfgang von Goethe
(*1749 – †1832)

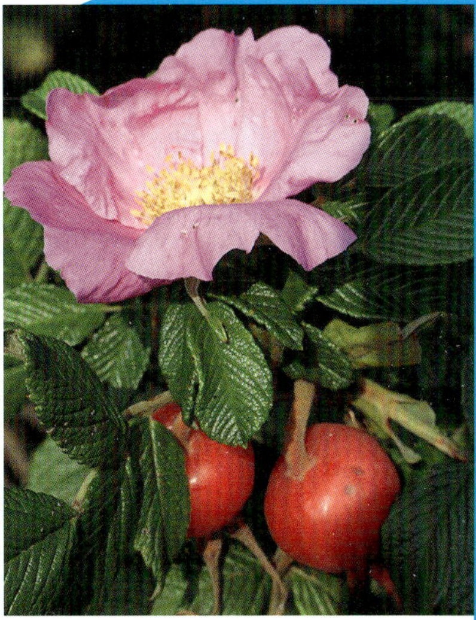

Kartoffelrose mit Frucht

Diese Zeilen sind allgemein bekannt und werden auch heute noch gern gesungen.
Das Lied „Ein Männlein steht im Walde", ein beliebtes Kinderlied, stammt von Hoffmann von Fallersleben (*1798 – †1874) und meint nicht den Fliegenpilz, sondern die Hagebutte.

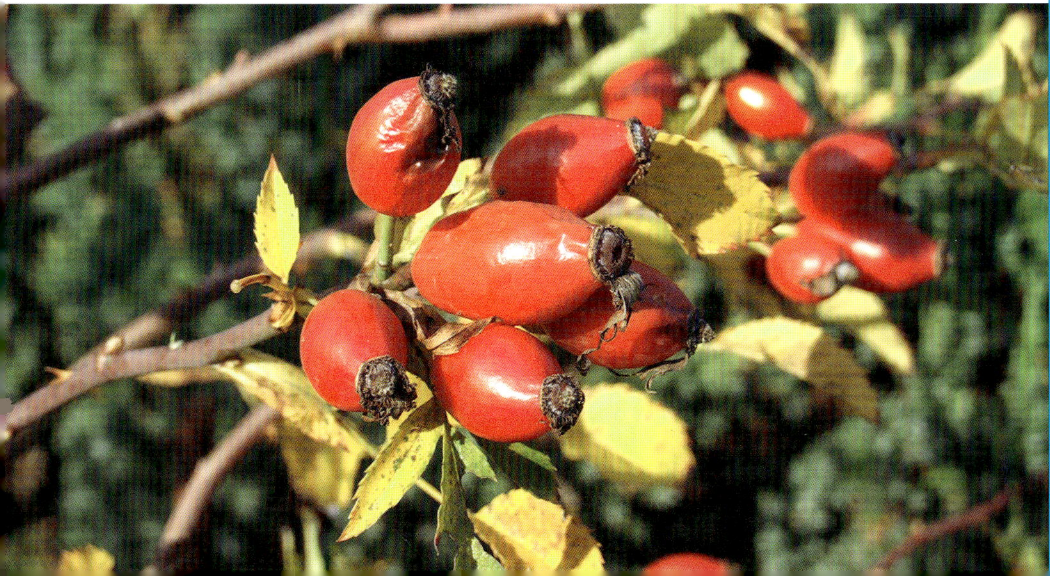

Namensdeutung und botanische Vielfalt

Als Hagebutten werden landläufig auch die Wildrosen bezeichnet, an denen Hagebutten wachsen; besonders aber die Hundsrose (Rosa canina). Weitere regionale Bezeichnungen für Hagebutten sind: Butterfäßlein, Dornapfel, Dornrose, Frauenrose, Gemeine Hecken-Rose, Hagebutze, Hagrose, Hahnebödchen, Hainbutten, Hainrose, Hambutten, Hägen, Hebetschen, Heckenrose, Heinzerlein, Hetschhiven, Hetscherl, Hetschepetsche, Hetschal, Hiefe, Hifendorn, Hifenstrauch, Hiefenstrauch, Hiffen, Hiften, Hindsrose, Hiven, Honieften, Hundsrose, Mehlbeere, Rosenäpfel, Rosenbeere, Rosendorn, Schlafdorn, Wildhips, Wildrose, Wilde Rose oder Wilde Heiderose.

Hagebutte: Der Namensteil „Hag“ weist auf das Vorkommen der Pflanze (Rosa canina) an Hecken hin, während der zweite Namensteil „Butte“ dem alten Lautstand des süddeutschen Butz/Butzen (Verdickung) entspricht.

Verbreitungsgebiete

Die Hagebutte oder Wildrose kommt in ganz Europa vor, außer im hohen Norden. Sie wächst wild an Weg- und Feldrändern, auch auf mageren Weiden, im flachen Land und ist im Gebirge bis 1 300 m hoch anzutreffen. Auch lichte Waldränder oder Büsche und kalkhaltige Standorte werden bevorzugt. Sie wünscht volles Licht und möglichst lehmige Böden, kommt aber auch auf kargen Böden zurecht.

Rosenzüchter verwenden die Samen der Wildrose und kultivieren daraus Jungpflanzen zur Veredlung für Edelrosen. Diese Rosen gelten als Urform aller heute gezüchteten Rosen.

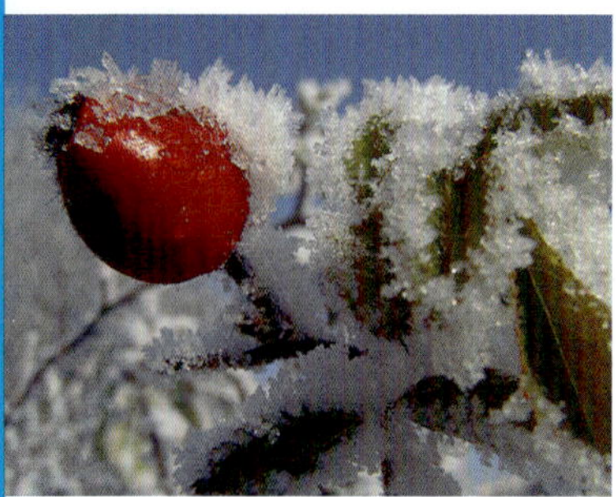

Hagebutte im Rauhreif
Bild rechts: *Kartoffelrose mit Früchten*

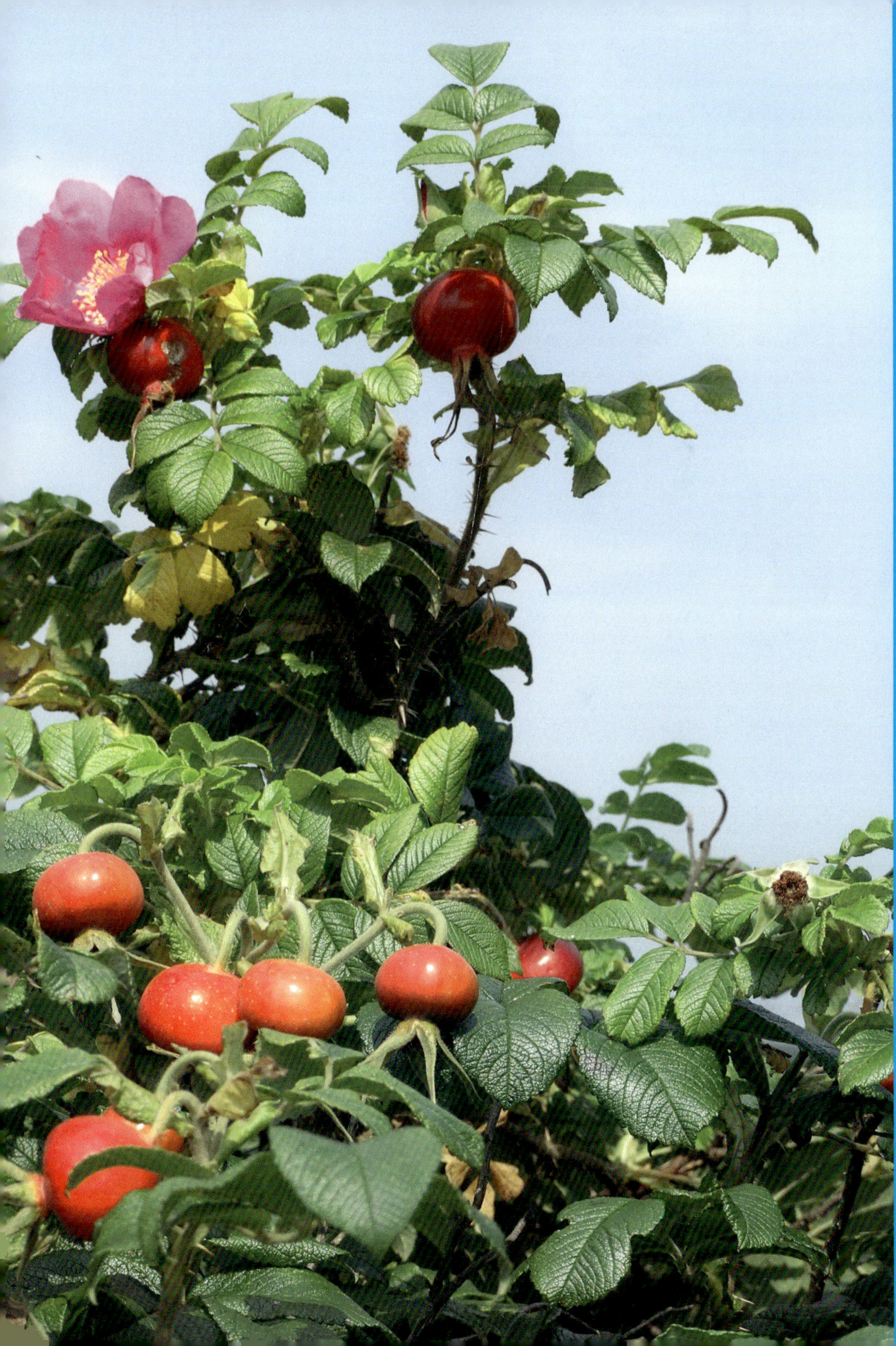

Biologie und Verwendung der Wildrosen

Die Hagebutte ist ein meist buschiger mit Stacheln besetzter Strauch, der bis zu 3 m hoch wird. „Rosen haben Dornen…“ heißt es in einem bekannten Lied, aber Rosen haben Stacheln, jedenfalls im botanischen Sinne. Einige bekannte Weisheiten zur Rose und den Dornen, die Stacheln sind:

Keine Rosen ohne Dornen.
Rosen blühen, Dornen stechen.
Unter Dornen wachsen Rosen.
Wo Rosen sind, da sind auch Dornen.

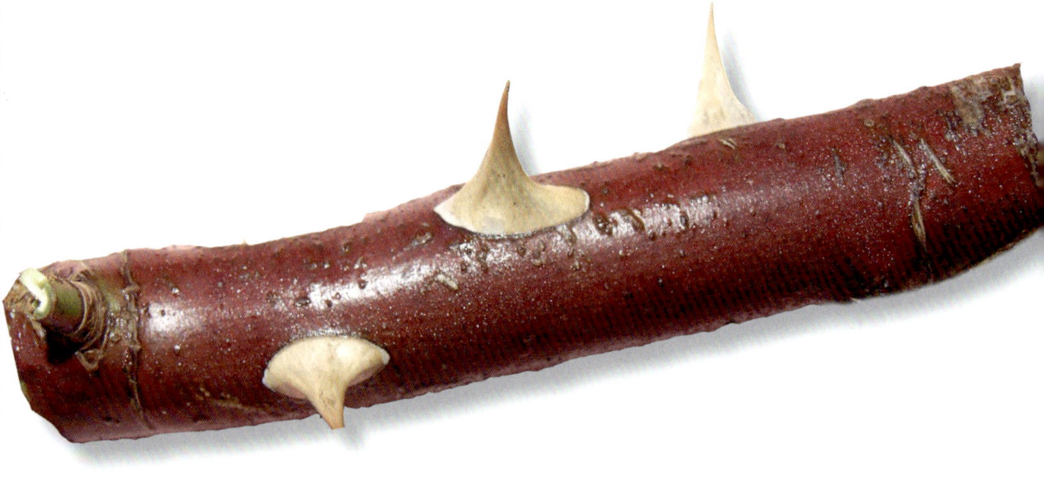

Unterschied zwischen Stacheln und Dornen

Dornen sind umgewandelte Sprossachsen, Blätter, Nebenblätter oder Wurzeln. Sie sind stets von Leitbündeln durchzogen (Kakteen). Das unterscheidet sie von den ähnlichen Stacheln, die aber von Epidermis und Rindengewebe gebildet werden und sich leicht vom Stängel lösen lassen.

Der Ansatz der sichelförmigen Stacheln unserer Wildrosen ist deutlich erkennbar.

Stachelansatz und eine entfernte Stachel zeigen deutlich, dass sie nur auf dem Holz saß und nicht aus ihm herauswuchs. Das ist hier deutlich sichtbar. Diese Stacheln machen die Heckenrose, und nicht nur sie, wehrhaft und sind zugleich eine Rank- oder Haltehilfe für die Pflanze. Die einjährigen grünen, meist zahlreichen Triebe wachsen zuerst aufrecht und biegen sich im zweiten Wuchsjahr bogenförmig in Richtung Erde. Dieser bogenförmige Wuchs ist ganz typisch für die Äste der Heckenrose. Aus den Bögen wachsen dann weitere Triebe.

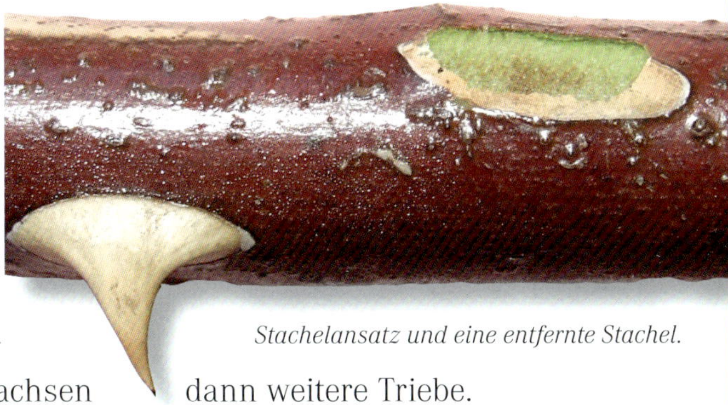

Stachelansatz und eine entfernte Stachel.

Die unpaarig gefiederten Laubblätter stehen wechselständig an den Trieben. Ein Blatt besitzt 5 bis 7 oval-elliptische Fieder (Blätter), deren Ränder gezähnt und am Blattende zugespitzt sind.

Aus Kurztrieben bilden sich dann ab Ende Mai/Anfang Juni die Blütenknospen. Die fast weißen, meist zartrosa Blüten besitzen zahlreiche weißgelbe Staubgefäße. Es wird ein lieblicher Duft verströmt, der viele Insekten auf die Blüten lockt. Der krugförmige Blütenboden bildet die Frucht aus, die sich im Herbst rötlich färbt. Im Inneren dieser Scheinfrucht finden wir zahlreiche steinharte Schließfrüchte, sogenannte Nüsschen, die von vielen Härchen umgeben sind.
Das Fruchtfleisch der reifen Hagebutten hat einen herb süßen Geschmack. Die Früchte werden aber nicht nur von Menschen gesammelt, auch die Vögel fressen sie gern und verbreiten so die Samen.

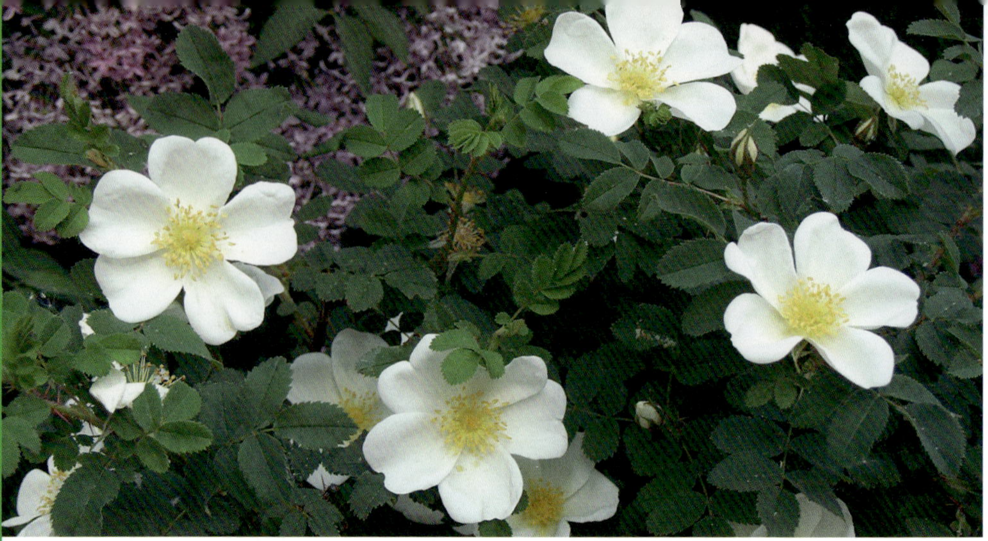

Weiß blühende Wildrose

Über 100 Insektenarten sollen es sein, die sich an den Blüten der Wildrosen laben.
Blütenblätter, Laubblätter und die Früchte werden für Heilzwecke (u.a. Tee, Kosmetik, Gesichtspflege) und auch vielfältig in der Küche (u.a. Marmelade, Mus, Likör, Wein) verwendet.

Jugendsünden

Früher haben wir Jungen die reifen Früchte halbiert und die Samen mit den juckenden Härchen den Mädchen in die Kragenöffnungen gesteckt. Wir hatten unsere Freude daran wenn unser „Juckpulver" wirkte und wunderten uns sehr darüber, wenn die Mädchen das gar nicht lustig fanden...

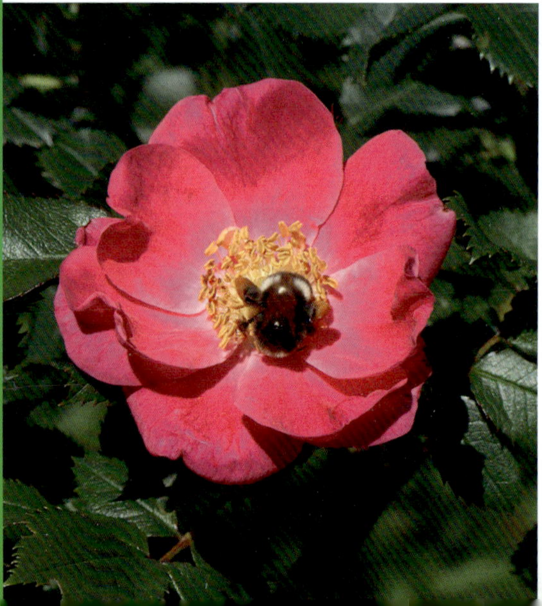

Wildrosen werden gern von Insekten besucht.

Bild rechts: *Früchte der Wildrose*

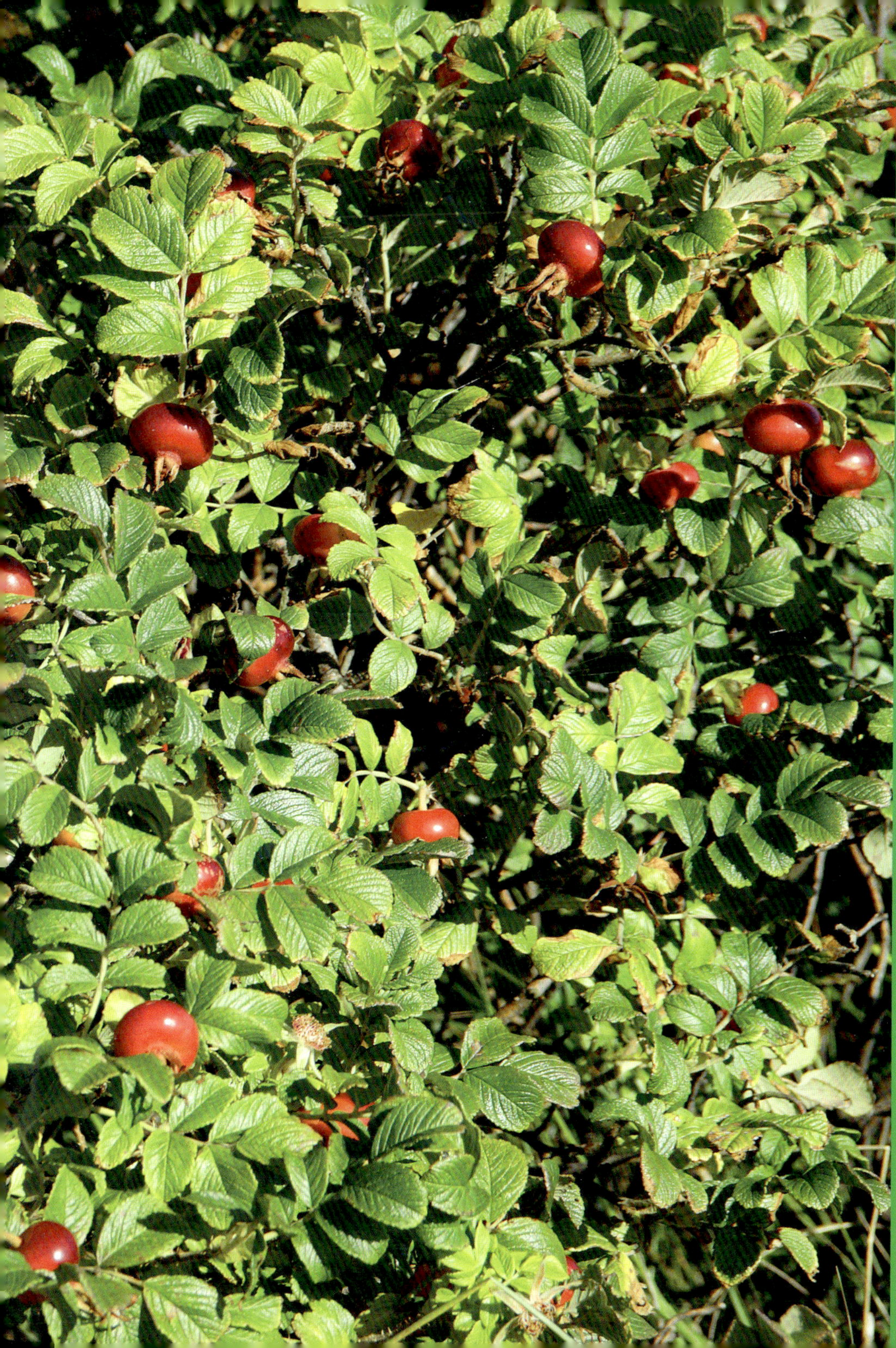

Ansprüche und Anbau

Hecken- oder Hundsrosen wachsen meist wild, werden aber gern in Windschutzhecken und Knicks angepflanzt. Wildrosen gelten als ideale Hecken- und Gruppenpflanzen, die man auch an den Küsten von Nord- und Ostsee und allgemein in der freien Landschaft bewundern kann. Auf einen laufenden Meter Bepflanzung werden 3 bis 5 Pflanzen empfohlen.
Sie gelten als anspruchslos, hart und industriefest und können auch auf leichten bis mittleren Böden angepflanzt werden. Für freie Landschaften, neben Autobahnen und als Pioniergehölz auf Halden werden sie besonders empfohlen; sie sind ein gutes Windschutz- und Vogelnährgehölz. Durch diese natürliche Verbreitung der Samen wird immer für neuen Bewuchs gesorgt.

Die Apfel- oder auch Kartoffelrose genannte Pflanze hat deutlich größere Früchte als die Heckenrose. Auch sie ist eine robuste und widerstandsfähige Wildrose, die mit weniger guten Bodenverhältnissen zurechtkommt. Sie blüht hellrosa, weiß und karminrot und ist regional auch als „Sylter Rose“ bekannt.

Nach dem ersten Schnee und Frost werden die Früchte ganz weich und färben sich sehr dunkel.

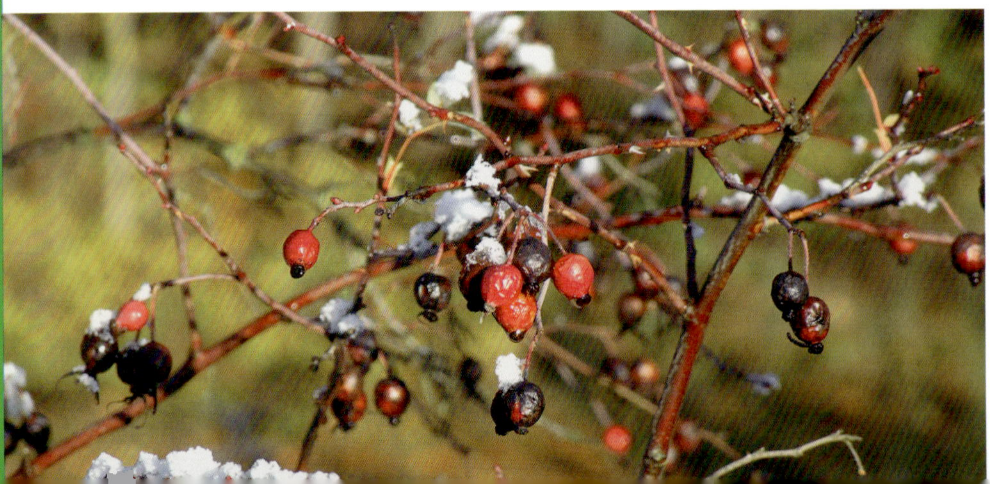

Die Ernte

Von der Hundsrose und den anderen Rosenarten werden die Blütenblätter, die Laubblätter und besonders gern die Früchte gesammelt und verwendet.
Zur Blütezeit, ab Ende Mai bis Anfang Juli, werden die frisch erblühten Blütenblätter gesammelt und vorsichtig getrocknet. Danach am besten locker geschichtet in verschließbaren Gläsern aufbewahren.
Die Laubblätter werden im Laufe des Jahres gesammelt, die Stiele werden entfernt. Optimal ist langsames Trocknen im leichten Schatten und danach die Aufbewahrung in Gläsern.

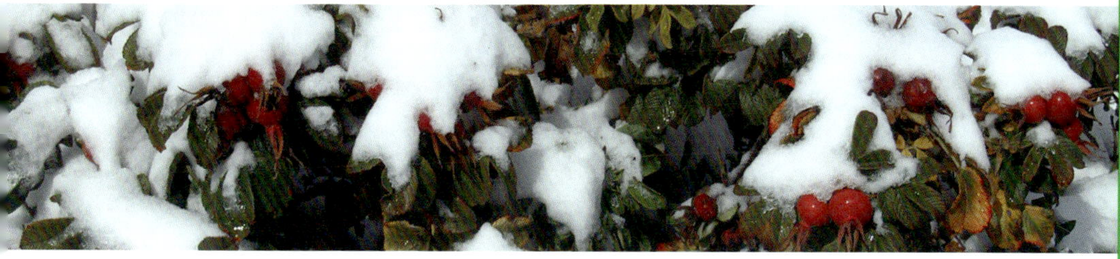

Prächtige Kartoffelrosen im Almenland/Steiermark (1 000 m NN); mit erstem Schnee Ende Oktober.

Die Früchte sind im Herbst, September bis November, erntereif. Sie haben zu diesem Zeitpunkt eine satte, leuchtend rote Färbung. Die Scheinfrüchte werden seitlich aufgeschnitten und die Samen mit ihren vielen Haaren vollständig entfernt. Die sauberen Fruchtschalen werden in der Sonne oder an einer mäßigen Wärmequelle im Haus oder Küche getrocknet. Die Samen werden locker ausgebreitet und ebenfalls an einem geeigneten Ort getrocknet. Die Früchte und die Fruchtschalen behalten nach einer schonenden, die Inhaltsstoffe erhaltenden Trocknung ihre rote Farbe. Die Kerne sehen wie zum Zeitpunkt der Ernte hell aus. Die getrockneten Bestandteile sollten nicht länger als ein Jahr aufbewahrt werden. Sonst gehen Frische und auch Wirksamkeit der Pflanzen verloren.

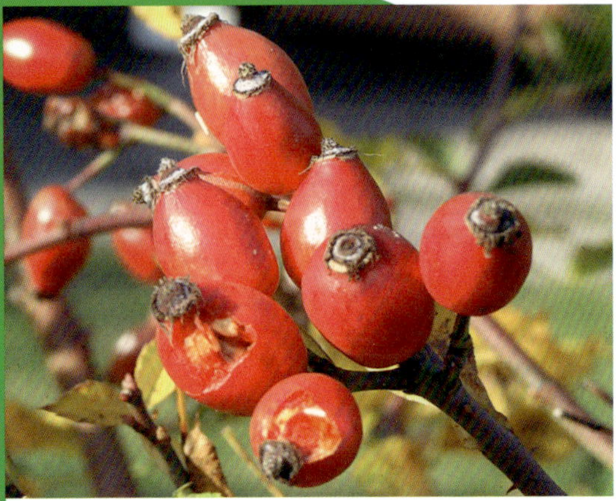

Vogelfraß an den Früchten

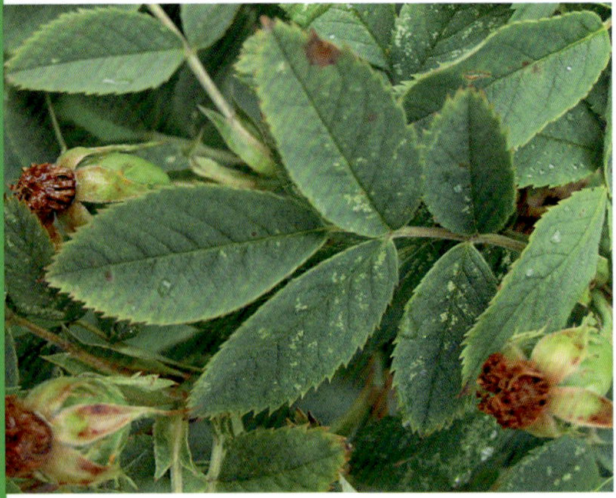

Rosenzikadenbefall

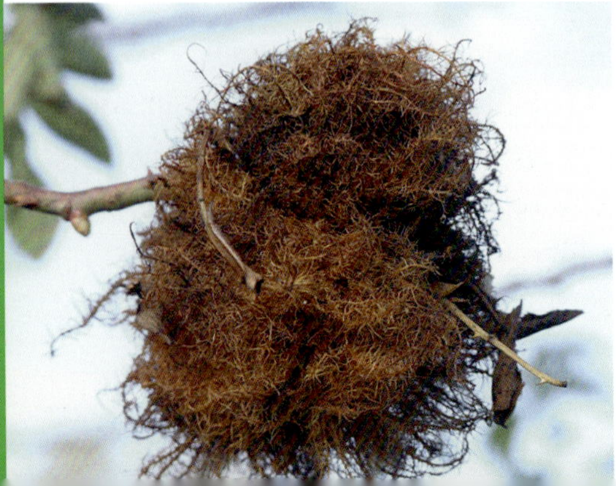

Schaderreger

Die Früchte werden im Herbst und Winter gerne von Vögeln gefressen. Besonders beliebt ist das Fruchtfleisch der Hagebutte. Neben Meisen, Amseln und Drosseln sind es insgesamt 27 Vogelarten die hier ihren Hunger stillen.
Die halbierten Früchte der Hagebutte werden als Futter für den Nymphensittich empfohlen; ganze Früchte als Zusatz im Pferdefutter.

Helle Sprenkelungen auf der Blattoberseite weisen darauf hin, dass an der Blattunterseite die Rosenzikade (EDWARDSIANA ROSAE) sitzt und saugt.

Diese moosartigen Gebilde an den Zweigen entstehen durch den Stich der Rosengallwespe; sie werden auch Schlafäpfel genannt. Wenn man diese Wucherungen öffnet, findet man darin einzeln Kammern mit je einer Larve der Rosengallwespe (DIPLOLEPSIS ROSAE).

Foto unten: *Schlafäpfel der Rosengallwespe*

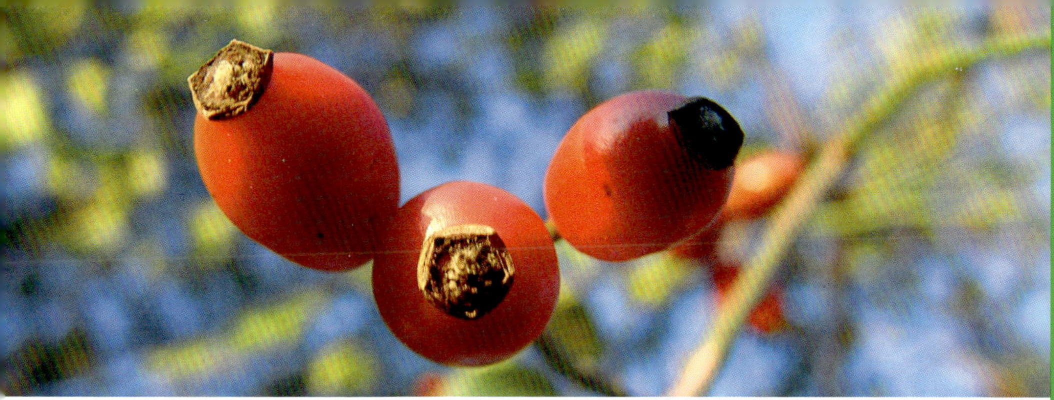

Hagebutten

Aber nur an wilden Rosen sind diese Schlafäpfel zu sehen, die regional auch als Rosenapfel bezeichnet werden. Weitere Namen sind Rosenkönig, Rosenschwamm, Schlafkunz oder auch Schlafputz.

Als „Schlafapfel" wurden die Gallen einst auch bezeichnet, weil sie schlaffördernd wirken sollten, wenn man sie nachts unter das Kopfkissen legte. Empfohlen wurde das Sammeln der Gallen vor Sonnenaufgang oder während des Läutens der Glocken, aber mit bedeckten Händen. Kleinkindern legte man solche Gallen ins Bettchen, um sie ruhiger zu stimmen. Sie galten auch bis ins 17. Jahrhundert als Zauberkugeln, die Kindern gegen Behexung und bei Krämpfen helfen sollten.

Auch in Liebesdingen sollen diese Galläpfel eine wundersame Wirkung besitzen. Liebende legten sich meist gegenseitig solche Rosengallen unters Kissen, damit der andere gut träumen und schlafen konnte und auch treu blieb.

Ein weiterer Name für die Rosengalle ist „Bedeguare". Dieser Name stammt aus dem Persischen „badawar" und bedeutet „windgeboren". In ganz alten Zeiten, als die genauen Ursachen der Gallenbildung noch nicht bekannt waren, glaubten die Menschen an die Entstehung aus dem Nichts; aus der Luft.

Traditionspflege und Brauchtum rund um die Wildrosen

Über Rosen gibt es allgemein viel zu erzählen, aber wir wollen auch nicht nur die Wildrosen im Visier haben. Märchen und Sagen im Zusammenhang mit Rosen sind auch heute noch bekannt und beliebt: „Dornröschen", „Schneeweißchen und Rosenrot" und auch „Der Rosenelf" gehören dazu. Auch die Sage über das „Rosenwunder" der Heiligen Elisabeth von Thüringen, die beschreibt was geschah, als sie Almosen zu den Armen am Fuße der Wartburg trug. In zahlreichen Gedichten und Liedern wurden und werden Rosen verewigt. In der Oper „Martha" von Friedrich von Flotow (1812-1883) im Lied: „Letzte Rose, wie magst du so einsam hier blühn? Deine freundlichen Schwestern sind längst, schon längst dahin..."

In der Mythologie hat die Hagebutte ihren festen Platz. Ihre Zweige sollten im Ritual gegen Milchverhexung helfen, dass die Kühe wieder Milch abgaben und diese nicht versiegte. Auch zur Weihnachtszeit wurden die Früchte zum Schutz des Viehs eingesetzt. Aber nicht nur den Tieren, auch den Menschen sollte die Hagebutte helfen. In Oberfranken riet man einst hautkranken Patienten folgendes: Dreimal durch einen Strauch der Heckenrose kriechen und dabei den Spruch: „Hifendorn bieg dich, Blattern verzieh dich", sagen. Eine am Weihnachtsabend oder in der Neujahrsnacht verzehrte Hagebutte soll das ganze Jahr über vor Krankheiten und Unheil bewahren. In Unterfranken galt: Eine reiche Blütenpracht vor Mariä Himmelfahrt (15. August), ist ein Hinweis auf eine reiche Weinernte.

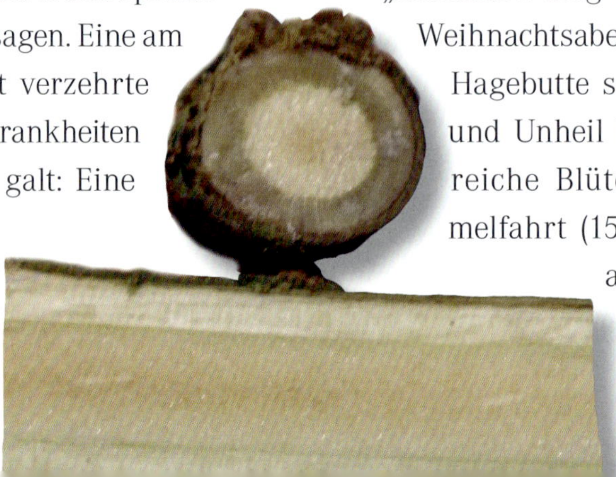

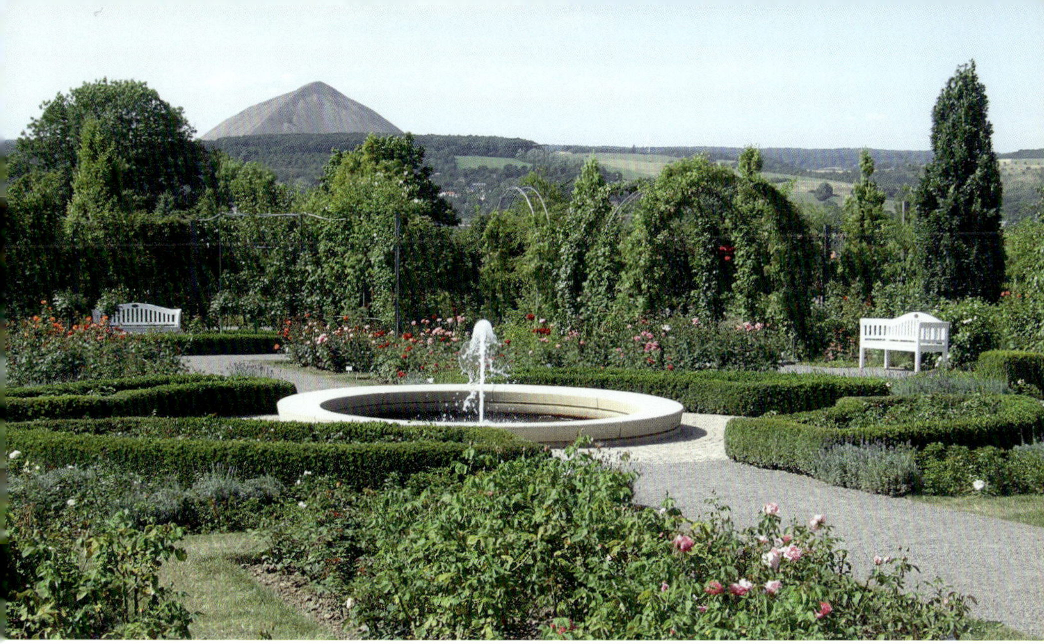

Blick über das Rosarium auf die für das Mansfelder Land typischen Kegelhalden.

Besonders zur Blütezeit der Rosen, aber auch im Herbst, sind Rosengärten ein Anziehungsmagnet für Rosenfans und für Naturliebhaber.

Drei Rosengärten wollen wir stellvertretend für alle anderen erwähnen: Der Ostdeutsche Rosengarten in der Rosenstadt Forst/Lausitz feiert im Jahre 2013 mit einer besonderen Rosenschau sein 100-jähriges Bestehen. Seit 1988 wird hier auch jährlich eine Rosenkönigin gewählt. Das Areal des Rosengartens umfasst 17 ha mit 800 Rosensorten, die in ca. 40 000 Exemplaren präsentiert werden.

Das Europa-Rosarium in Sangerhausen beherbergt die größte Rosensammlung der Welt. Hier stehen 8 300 Rosenarten und Rosensorten mit 60 000 Pflanzen auf einer Fläche von 15 ha. Darunter sind auch ca. 500 Wildrosen in unterschiedlichsten Arten und Sorten.

Bild links: *Junges Holz von Trieben des Hagebuttenstrauches. Das Mark in der Mitte ist gut erkennbar.*

Im Jahre 1993 wurde das Rosarium zum „Europa-Rosarium“ und Sangerhausen zur Rosenstadt Sangerhausen ernannt.

Der „Europa-Rosengarten“ in Zweibrücken/Pfalz hat eine Größe von 45 ha mit mehr als 60 000 Rosenstöcken in 2 000 verschiedenen Sorten. Er wurde 1914 eröffnet und feiert demnächst sein 100-jähriges Bestehen.

In der Region Dunkelsteinerwald, am südlichen Ufer der Donau in Österreich, sind etwa 12 verschiedene Wildrosenarten heimisch. Zum Wildrosenblütenball im Frühjahr werden jährlich eine Königin und ein König gekrönt. In dieser Genussregion wird zu diversen kulinarischen Wildrosentagen eingeladen.

Die Früchte der Wildrosen finden auch in der Floristik vielfältige Verwendung: Als Zierde in Gestecken, in Kränzen aller Art oder als früchtetragende dekorative Zweige in der Vase etc.

Prächtig dekorierter Kranz mit Hagebutten

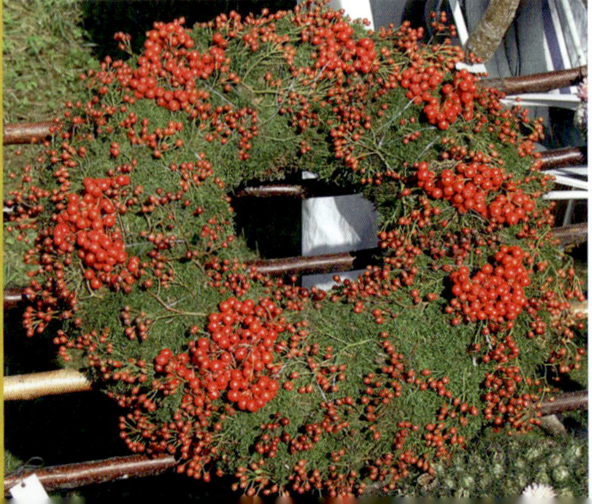

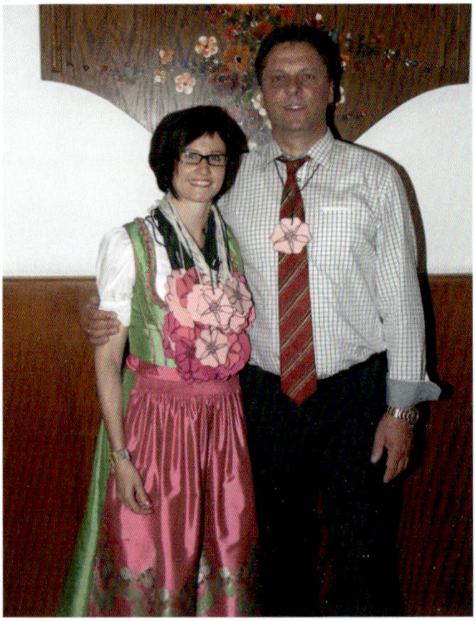

Wildrosenkönigspaar der Region Dunkelsteinerwald

Am Dom zu Hildesheim steht ein tausendjähriger Rosenstrauch, der bereits in einer Urkunde aus dem 11. Jahrhundert erwähnt wird.

Ein altehrwürdiger Rosenstrauch hat sogar den 2. Weltkrieg überstanden. Er steht an der Apsis des Hildesheimer Domes. In Hildesheim gibt es für Touristen eine „Rosenroute“ – weiße Rosen wurden auf die Straßen und Wege gemalt und weisen den Weg zu den wichtigsten Sehenswürdigkeiten.

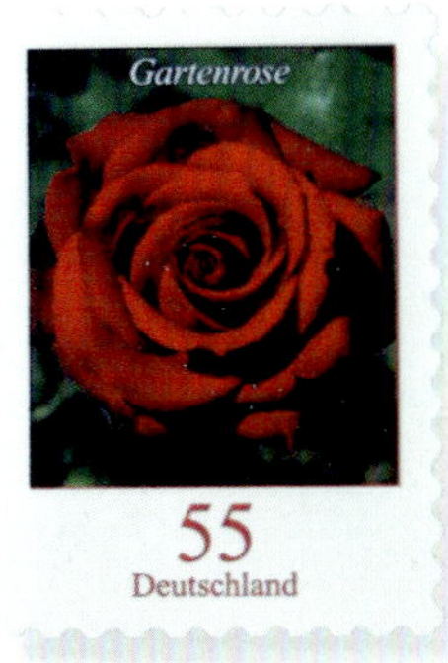

Briefmarkenmotiv

Rosen, Kultur- oder Wildrosen sind auch beliebte Motive auf Briefmarken.

Auch zur Dekoration der Erntefeste werden neben anderen Herbstfrüchten auch Hagebutten gern genutzt, weil ihre rote Frucht mit dem schwarzen Blütenansatz eine besondere Zierde ist.

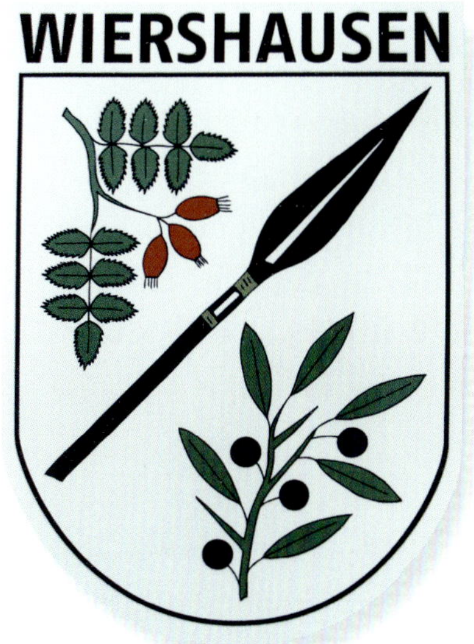

Wappen von Wiershausen

Wie unter Schlehen bereits erwähnt, führt die Stadt Wiershausen auch Hagebutten im Wappen.

Die Geologen haben sogar ihre eigene Sandrose.

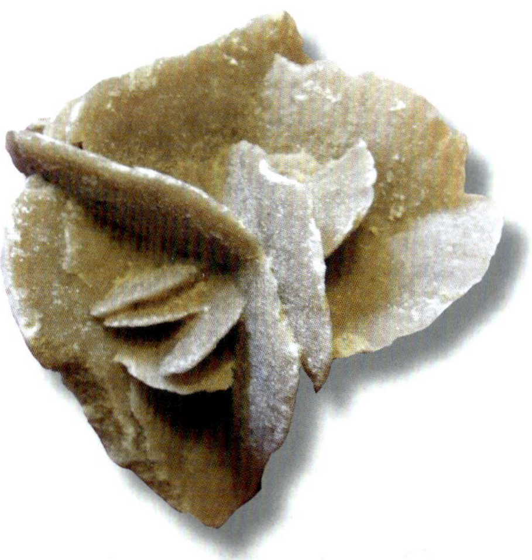

Bild rechts: *„Sandrose“*

Heilwirkungen der Wildrosen

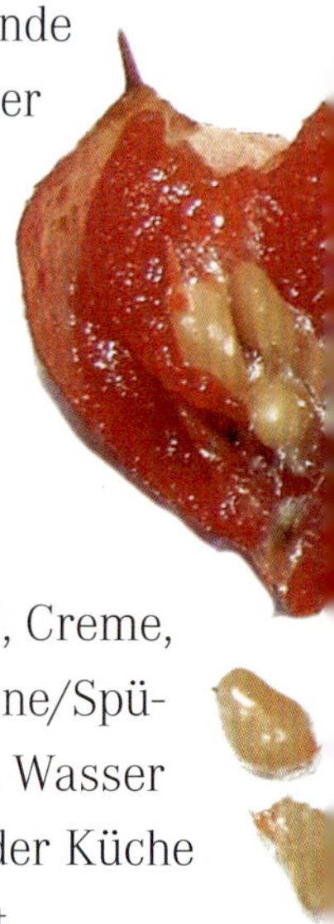

Die Schalen der Wildrosenfrüchte werden in der Pflanzenheilkunde verwendet, während in der Homöopathie mehr die Blütenblätter zur Anwendung kommen.

Die Früchte beinhalten viel Vitamin C und werden deshalb gegen Erkältungskrankheiten eingesetzt; in der Volksheilkunde auch bei Magen- und Darmerkrankungen.

Rosenblüten werden traditionell in kosmetischen Produkten (Öl, Creme, Duftstoffe etc.) verarbeitet, auch in Produkten zur Mundhygiene/Spülung (1 – 2 g zerkleinerte Rosenblüten mit 200 ml kochendem Wasser übergießen, ca. 15 Min. ziehen lassen und dann abseihen). In der Küche wird Rosenblütenwasser zur Herstellung von Marzipan genutzt.
Mit feinem Rosenduft kann man die Zimmerluft beleben, wenn man die Blütenblätter getrocknet in Schalen aufstellt oder in Leinensäckchen füllt und diese in Schränken oder Schubladen deponiert.
Extrakte der Rosenblätter wirken adstringierend, entzündungshemmend, harntreibend und sie enthalten Vitamine.

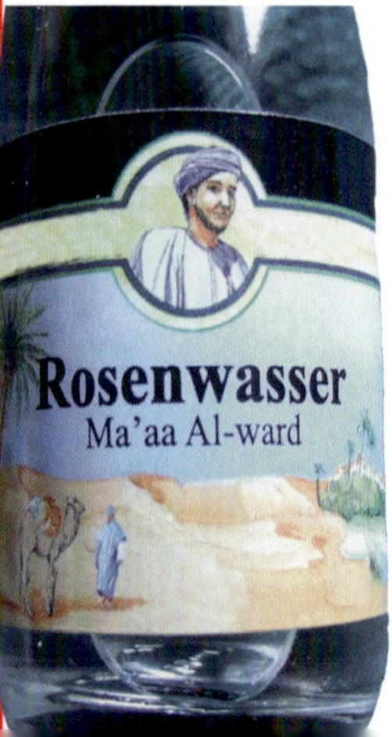

Hagebuttenmark empfiehlt Hildegard von Bingen bei nervösem Magenleiden, auch bei Magenschwäche und Magenverschleimung.
Die vielen Kerne, die in den Früchten verborgen sind, werden in der Pharmazie und in der Kosmetikindustrie verarbeitet.

Ein kleiner Flacon Rosenwasser.

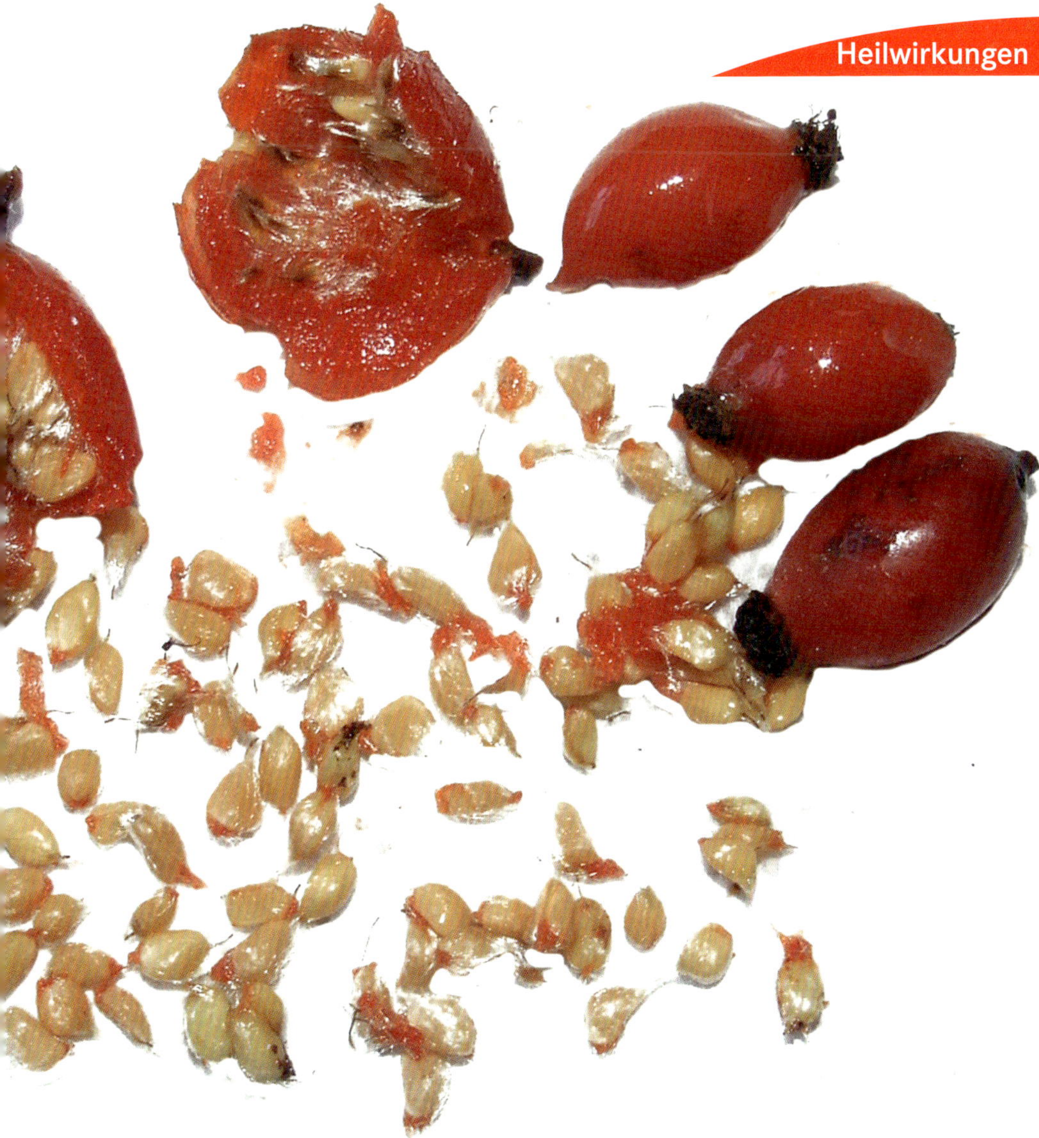

Frucht und Kerne der Hagebutte. 5 bis 6 kg frische Hagebutten ergeben 1 kg Trockenware.

Sie werden auch besonders für Teemischungen verwendet. Hagebuttentee sollte niemals kochen, nur ziehen lassen! So bleiben die Wirkstoffe der Hagebutte erhalten.

Inhaltsstoffe der Blüten und Früchte

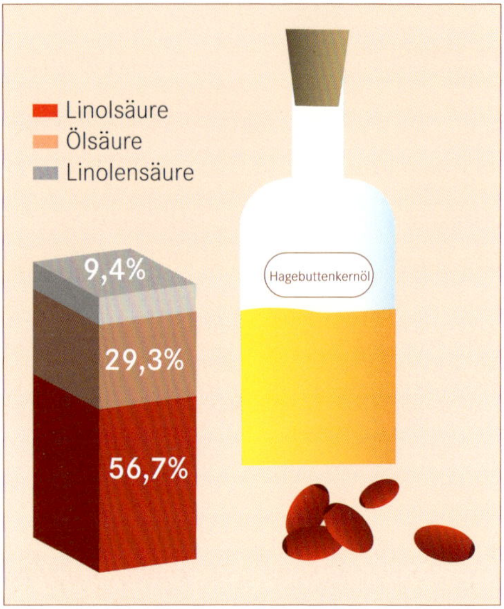

Aus den Samen, besonders von Wild- oder Hundsrose, wird Hagebuttenkernöl, auch als Wildrosenöl oder Hagebuttenöl bezeichnet, gewonnen.

Es ist klar und hat eine hellgelbe bis orangerote Färbung. Es wird zur Behandlung von trockener, schuppiger und rissiger Haut eingesetzt. Weitere Einsatzgebiete sind Ekzeme und zur Wundbehandlung nach Verbrennungen. Hier wird die elastizierende und auch färbende Wirkung des Öls genutzt. In der Kosmetik wird es für Salben und Cremes, insbesondere Nachtcremes eingesetzt.

Die Früchte der Hagebutte enthalten ca. 500 mg Vitamin C auf 100 g Frucht und in dieser Frucht hält sich das oxidationsempfindliche Vitamin C relativ gut. In der Literatur wird immer wieder darauf hingewiesen, dass der Anteil an Vitamin C 60 bis 80 Mal höher ist als bei der weithin gerühmten Zitrone. Vitamin C wirkt positiv bei der Immunkörperbildung und stärkt auch die Abwehrkräfte gegen Infektionen. Weiterhin enthalten die Früchte: Fruchtsäuren, Gerbstoffe, Kohlenhydrate, Pektin und auch ein wenig Vitamin A, B1, B2, E und K sowie ätherisches Öl, Eisen, Gerbstoffe, Magnesium, Natrium, Phosphor, Zucker und Säuren.

Bild rechts: *Hagebutten-Teemischungen mit Zugabe von Hibiskus. Hagebuttentee sieht in der Tasse sehr blass aus, deshalb werden zur optischen Verbesserung gern Hibiskus- oder auch Malvenblüten dazu gegeben.*

Heilanwendungen

Die Früchte der Wildrosen gelten in mancher Volksmedizin als Allheilmittel. Nachweislich besitzen sie eine harntreibende und auch abführende Wirkung, deshalb sind sie bei Blasen- und Darmstörungen ein gern genutztes Heilmittel. Sie galten in früheren Zeiten wegen ihres Vitamin C Gehalts auch als ein gutes Mittel gegen Skorbut. Ein Tee mit Fruchtfleisch und Kernen soll die Nieren anregen und gilt als ein gutes Mittel gegen Erkältungskrankheiten.

Hagebuttentee wird bei Erkältungskrankheiten, mangelnder Durchblutung der Haargefäße und zur Verbesserung der Vitamin-C-Versorgung empfohlen.

Zur Bereitung eines besonders aromatischen Tees werden die Fruchtkerne zerstoßen und zwei Teelöffel für eine Tasse Wasser berechnet. Die Anwendung erfolgt als Abkochung (Kerne in kaltem Wasser ansetzen, aufkochen und 10 Min. ziehen lassen, abseihen) oder auch als Kaltansatz (Fruchtkerne 8 bis 10 Stunden in kaltem Wasser einweichen und erst kurz vor dem Trinken abseihen).

Dieser Tee wird nicht nur zur Genesung bei Erkältungskrankheiten empfohlen, sondern auch vorbeugend zur Erhöhung der Widerstandskraft, denn er unterstützt auch zusätzlich die Blutbildung.

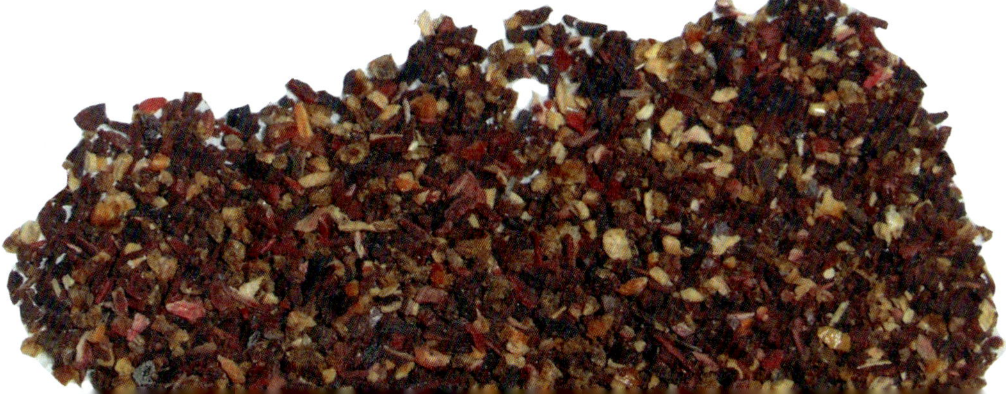

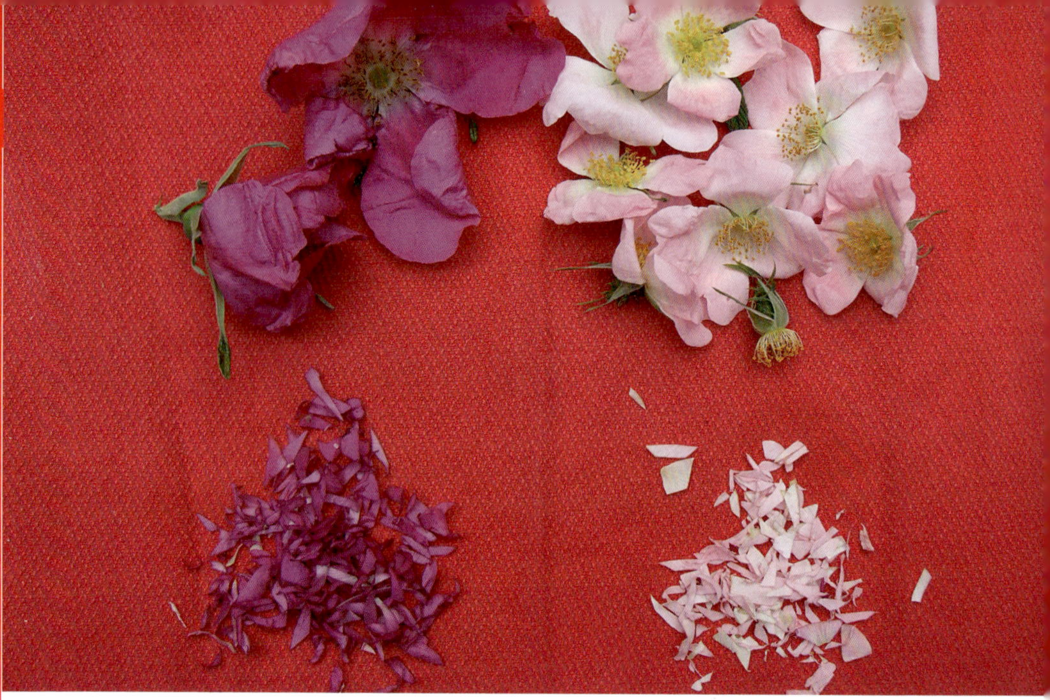

Rosenblüten – für Tee zerkleinert.

Hagebutten-Misch-Tee ist ebenfalls gut gegen Erkältungskrankheiten:

10 g Hagebutten, 10 g Kamillenblüten, 10 g Wacholderbeeren und 5 g Petersilienwurzel mischen. Einen Esslöffel pro Tasse mit kochendem Wasser übergießen, ca. 15 Min. ziehen lassen, abseihen und den Sud schluckweise trinken. Kleinere Mengen verarbeitet der Magen besser als größere – es kommt ja auf die Wirkung an. 1 bis 3 Tassen pro Tag sollten davon getrunken werden.

NUR für Erwachsene ein spezieller Tipp: In Engelberg/Schweiz gibt es in Gaststätten auch Hagebuttentee – verfeinert mit Zwetschgenwasser – zur Abwehr von Erkältungen.

Äußerlich angewendet wird ein Absud auch gegen Zahnfleischbluten und Zahnschmerzen empfohlen. Reife Früchte vom Strauch weg gegessen, sollen gut gegen Bandwürmer sein.

Die im Sommer ohne Stiel gesammelten Laubblätter wirken als Aufguss leicht adstringierend auf den Darm.

Dafür werden 2 g Blätter auf 100 ml Wasser verwendet. Bei Halsentzündungen wird ein Absud aus 10 g Blütenblättern auf 200 ml Wasser empfohlen; damit wird gründlich gurgelt.

Dieses Mittel hilft auch als Augentropfen bei müden und geröteten Augen.

Gegen Triefaugen empfiehlt Hildegard von Bingen: „Die Rose ist kalt und diese Kälte hat eine nützliche Mischung in sich. Am frühen Morgen oder wenn der Tag schon angebrochen ist, nimm ein Rosenblatt, lege es auf deine Augen. Es zieht den Saft, das ist das Triefen, heraus und macht sie klar. Aber auch wer etwas Geschwüre an seinem Körper hat, lege Rosenblätter darauf und es zieht ihnen den Schleim heraus“. Das Rosenblatt sollte taufrisch, also ganz frisch gepflückt sein und möglichst von einer wenig züchterisch bearbeiteten Rose stammen – am besten von einer Wildrose. Bei Lungenkrankheiten hatte Hildegard von Bingen folgende Empfehlung: „Die Hagrose ist sehr warm und bezeichnet die Zuneigung. Und wer an der Lunge leidet, der zerstoße die Hagrose mit den Blättern und dann gebe er ungekochten Honig dazu und koche es gleichzeitig. Er hebe oft den Schaum ab und seihe es so durch ein Tuch und mache daraus einen Klartrank. Er trinke es oft und es nimmt die Fäulnis von der Lunge und reinigt und heilt sie“.

Das „Heckenrosenelixier“ wirkt unterstützend bei allen Lungenleiden, Bronchitis, Lungenschmerzen und eitrigem Auswurf.

Heilanwendung

100 g Heckenrosenblüten und -blätter mit 100 g Honig in 1 000 ml Wasser ca. 15 Min. kochen, dabei den Schaum immer wieder abschöpfen. Danach durch ein Tuch seihen, heiß in Flaschen füllen und gut verschließen. Es wird empfohlen, täglich 2 bis 3 Likörgläser davon zu trinken.

Wer zeitnah keine Blüten sammeln kann, darf auch 100 g Hagebuttenfrüchte und -blätter für dieses Elixier einsetzen.

Hagebuttenasche

Sie wird aus getrocknetem Holz der Heckenrose hergestellt, das verbrannt wird. 2 000 ml Wasser mit einem Esslöffel Heckenrosenasche mischen, einige Minuten köcheln. Dann ca. 20 Min. stehen lassen, danach durch ein feines Tuch/Sieb gießen. Um die Kopfgesundheit zu fördern, wird mit dieser Lauge der Kopf gewaschen.

Hagebuttenpulver

Das können wir nicht selbst herstellen, obwohl es aus den Früchten der Hundsrose (R. canina) hergestellt wird. Die frisch geernteten Früchte werden sofort tiefgefroren. In einem speziellen Prozess werden die Härchen von den Fruchtschalen und den Kernen getrennt und bei Temperaturen bis 40°C getrocknet.

Standardisiertes Hagebuttenpulver ist nach Absprache mit dem Arzt gut für gesunde und bewegliche Gelenke; es trägt zu einer normalen Bildung von Knorpel und Kollagen bei. Die körpereigenen Abwehrkräfte werden durch die Inhaltsstoffe des Präparates unterstützt. Es lindert durch Arthrose bedingte Krankheitssymptome.

In diesem Zusammenhang möchten wir auch die Blütentherapie nach dem englischen Arzt Dr. Edward Bach (*1886 – †1936) erwähnen. Sie basiert auf der regulierenden Wirkung von den in Blüten gebundenen Energien auf psychische Befindlichkeiten des Menschen. Die Heckenrose wirkt positiv auf Menschen, die das Interesse am Leben und ihre ganze Unternehmungslust verloren haben. Ist man im positiven Wilde-Rose-Zustand, erwacht das Interesse am Leben und man nimmt die eigene Situation wieder selbst in die Hand.
Die Wildrose wurde von Bach anhand seiner Studien als 37. Blüte eingeordnet.

Bitte fragen Sie dazu immer Ihren Arzt oder Apotheker.

Wildrosen für Körper- und Schönheitspflege

Auch für die Schönheit werden die Früchte der Wildrose verwendet: Die Hagebutten waschen und gut abtropfen lassen. Dann die Blütenansätze, Stiele und alle Kerne entfernen. Die sauberen Fruchtschalen werden in einem Mixer zu einer homogenen Masse, die relativ fest ist, verarbeitet. Diese wird auf die Haut aufgetragen. Nach ca. 15 Min. Einwirkzeit kann sie wieder abgewaschen werden.

Schönheit aus der Wildrose

In der Natur- und Biokosmetikbranche gibt es derzeit zahlreiche Pflegesets und Einzelprodukte die Wildrosenextrakte beinhalten. Dazu gehören Reinigungs- und Pflegeprodukte und Düfte.

Rezepte

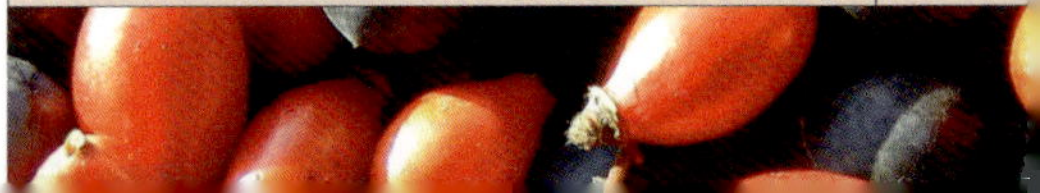

Hagebuttenküchenrezepte

Die Fruchtschalen, ohne Kerne und Härchen, kommen in der Küche vielfältig zur Anwendung. Auch die Blütenblätter kann man zu köstlichem Gelee verarbeiten.

Der Weg zur Gesundheit führt durch die Küche,
nicht durch die Apotheke.
Sebastian Kneipp (*1821 – †1897)

Suppen & Soßen

Sächsische Hagebuttensuppe

Zutaten: 300 g Hagebutten, 75 g Butter, 2 Brötchen, 2 EL Mehl, 1 EL Zucker, 2 Prisen Salz, Rotwein, Wasser

Hagebutten waschen und gründlich abtropfen lassen, Stiele und Blütenansätze entfernen und in 1 000 ml Wasser mit 1 Prise Salz ca. 25 Min. weich kochen. Danach alles durch ein feines Sieb in einen Topf streichen. Butter zerlassen und das Mehl darin dunkel bräunen, mit wenig Wasser glattrühren und in die Hagebuttenmasse einrühren. Kurz aufkochen lassen, mit Rotwein, Salz und Zucker abschmecken.

Brötchen in feine Würfel schneiden, rösten und vor dem Servieren in die heiße Suppe geben.

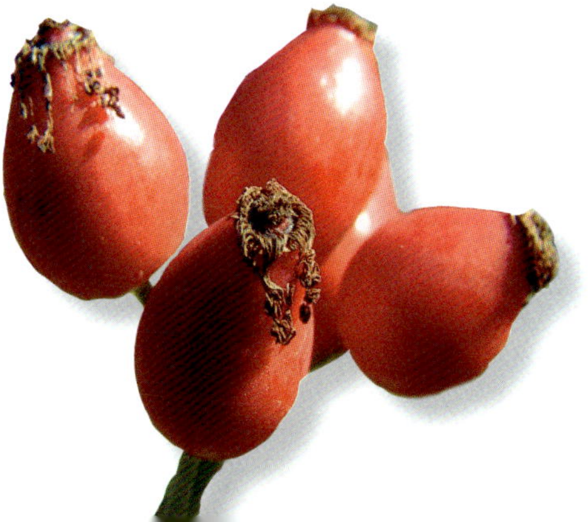

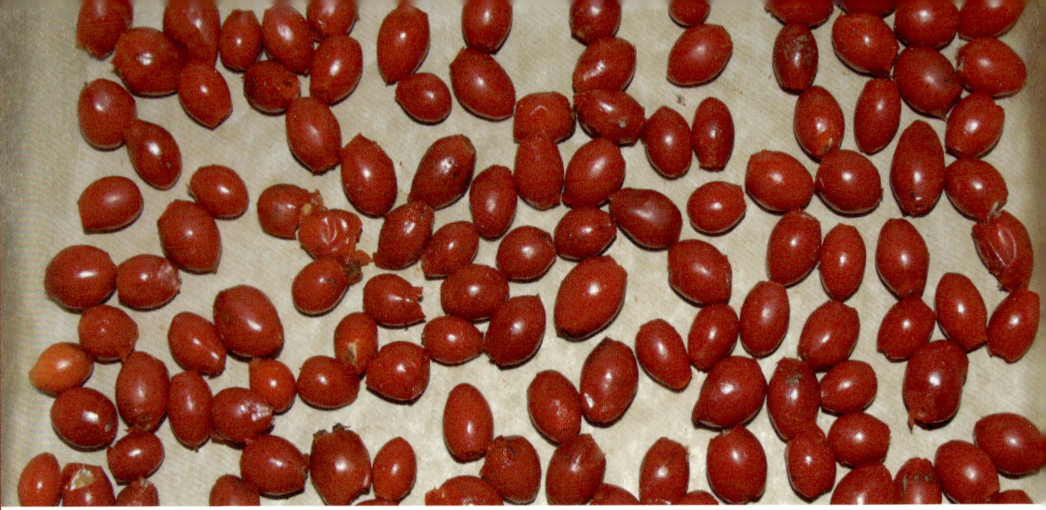

Hagebutten zum Trocknen auf Backpapier ausgebreitet.

Nyponsoppa – Diese Hagebuttensuppe gilt in Schweden als heimliches Nationalgericht.
Zutaten: 600 ml getrocknete Hagebuttenschalen, 2 500 ml Wasser, 300 ml Zucker, 3 EL Kartoffelmehl

Hagebutten trocknen: Hagebutten waschen und gut abtropfen lassen, Stiele und Blütenansätze entfernen. 60 – 120 Min. bei 100 – 120° C und leicht geöffneter Tür im Backofen trocknen lassen. Bei Bedarf in trockenem Raum nachtrocknen.
Locker auf Backpapier ausgebreitet trocknen die Hagebutten besser.
Die Fruchtschalen können auch aufgefädelt wie Pilze an der Luft getrocknet werden.
Die getrockneten Hagebutten mehrere Stunden in 1 500 ml Wasser einweichen. Danach ca. 25 Min. weich kochen lassen, öfter umrühren. Diese weich gekochte Masse pürieren und danach alles durch ein Sieb streichen. Nun den Zucker und das Kartoffelmehl in 1 000 ml kaltes Wasser einrühren und sämig aufkochen lassen, dann die Hagebuttenmasse dazugeben. Kräftig verrühren, bei Bedarf noch etwas einköcheln lassen und/oder nachzuckern. Heiß servieren!

Getrocknete Hagebutten im Zitronensud

Zutaten: Getrocknete Hagebutten, Wasser, einige Zitronenscheiben, Zucker, Zimt, Mehl

Getrocknete Hagebutten in etwas Wasser mit einigen Zitronenscheiben, Zucker und Zimt weich köcheln, mit etwas Mehl andicken und heiß servieren.

Hagebuttensuppe mit Klößchen

Zutaten: 250 g Hagebuttenmark, 750 ml Wasser, 250 ml Apfelwein, 30 g Speisestärke, 4 EL Zucker, 1 Zimtstange, $^1/_2$ Zitrone, 1 Prise Salz

Für die Klößchen: 4 TL Zucker, Eiweiß von 2 Eiern,1 Päckchen Vanillezucker, 1 Prise Salz

Hagebuttenmark mit dem Wasser verdünnen. Zitrone gut waschen, trocken reiben und aus der Schale mit dem Zeestenschneider feine Streifen (Julienne) schneiden. Die Zeesten und die Zimtstange ins Hagebuttenmark geben, kurz aufkochen lassen und danach durch ein Sieb gießen. Nun die Speisestärke mit wenig Wasser glatt verrühren und die Hagebuttensuppe damit binden. Mit Apfelwein, Salz, Zitronensaft und Zucker abschmecken, warm stellen. Eiweiß von 2 Eiern mit Salz, Zucker und Vanillezucker zu steifem Schnee schlagen und mit dem Löffel Klößchen abstechen, die in die heiße Suppe gegeben werden. Weitere 10 Min. gar ziehen lassen, heiß servieren.

Hagebuttensoße für Wildgerichte

Zutaten: Hagebutten, Wasser, Weißwein oder Bratenfond, Zimt, Zucker, Kartoffelmehl

Eine Handvoll gewaschener Hagebutten im Wasser ca. 25 Min. weich kochen lassen, dann durch ein Sieb streichen. Die Fruchtmasse mit Weißwein oder Bratenfond, Zimt, Zucker und Kartoffelmehl kräftig mischen und kurz aufkochen, bis sich die Soße sämig bindet.

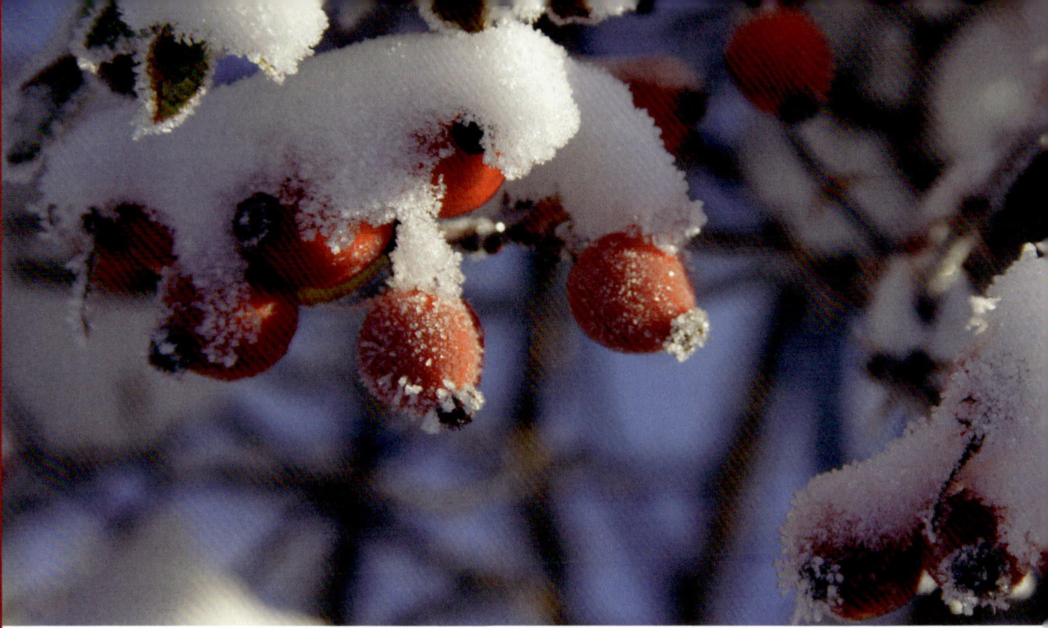

Hagebuttenfrüchte im Winter

Rosenwasser

Zutaten: 125 g Heckenrosenblütenblätter, 500 ml destilliertes Wasser
Blütenblätter an einem trockenen sonnigen Vormittag ernten und verlesen. In einem geeigneten Gefäß mit dem destillierten Wasser ansetzen und zwei Tage abgedeckt ziehen lassen. Danach durch ein Leinentuch abseihen, in kleine Flaschen füllen und fest verschließen.
Tipp: Für Salatdressing, Weißweinsoßen und Rosenbowle geeignet.

Heckenrosenblütenbutter

Zutaten: 1 Tasse Heckenrosenblütenblätter, 250 g Butter, 1 EL Rosenwasser
Blütenblätter ganz fein zupfen oder fein hacken und gut mit der weichen Butter vermengen. Die Zugabe von 1 EL Rosenwasser verfeinert das Aroma. Bei Zimmertemperatur mindestens 2 Stunden durchziehen lassen, dann in eine geeignete Butterform streichen und im Kühlschrank lagern. Kurz vor dem Servieren aus der Form klopfen und mit frischen fein gehackten Rosenblütenblättern bestreuen.
Tipp: Passt zu Fisch, Lachs und Steaks

Hauptgerichte

Rehragout in Hagebutten-Rotweinsoße

Zutaten: 50 g Hagebuttenmarmelade, 500 g Rehschulter, 200 g Wurzelwerk, 125 ml Rotwein, 60 g Schmalz, 40 g Mehl, 2 Pfefferkörner, 2 Gewürzkörner, 1 Zwiebel, 1 Lorbeerblatt, 1 Prise Thymian, 1 Prise Zucker, Zitronensaft, Salz

Fleisch waschen, trocken tupfen, von der Schulter lösen, in kleine Stücke schneiden und salzen. Zwiebel schälen und schneiden, die Hälfte vom Wurzelwerk klein schneiden und im Fett rösten. Fleisch darauflegen und von allen Seiten anbraten. Wenig Wasser und Gewürze zugeben und zugedeckt schmoren. Das gare Fleisch herausnehmen und den Saft noch etwas eindampfen, dann mit dem Mehl anschwitzen, Wein und Wasser zugeben und zu einer dicken Soße einkochen. Die Hagebuttenmarmelade zugeben, mit Zucker und Zitronensaft abschmecken. Soße bei Bedarf durch ein Sieb gießen, dann das restliche feingeschnittene Wurzelwerk zufügen und alles nochmals gut durchkochen. Mit Kartoffelklößen servieren.

Rebhuhn mit Hagebutten

Zutaten: 30 g Hagebuttenkonfitüre, 4 Rebhuhnkeulen, 4 Rebhuhnbrüste, 200 g Birnen, 125 ml Gemüsebrühe, 30 g Butter, 5 EL Weizengrieß, 5 EL Sesam, 2 EL Birnensaft, 2 EL Weißwein, 2 EL Zitronensaft, Bratfett, Pfeffer, Salz

Rebhuhnfleisch mit frisch gemahlenem schwarzen Pfeffer und Salz würzen. Bratfett erhitzen und das Fleisch von beiden Seiten anbraten. Im Backofen bei 200° C ca. 15 Min. garen, danach ruhen lassen.

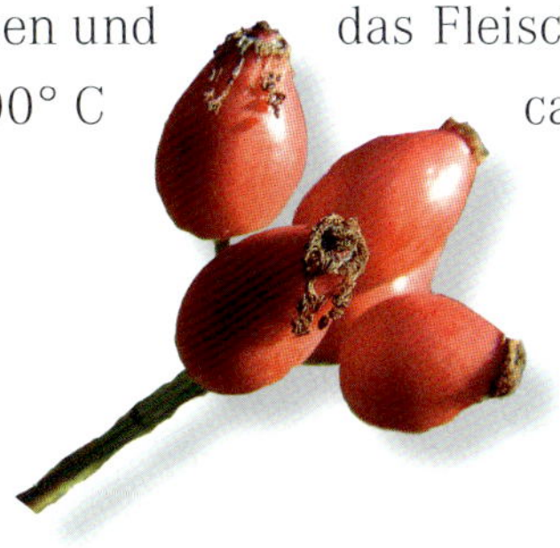

Gemüsebrühe erhitzen, Weizengrieß und Sesam gut vermengen und in die kochende Gemüsebrühe einrühren. Nochmals kurz aufkochen lassen und in ein anderes Gefäß zum Abkühlen umfüllen.
Birnen waschen, trockentupfen, schälen, vierteln, die Kerngehäuse herausschneiden und in Spalten schneiden.
Birnensaft, Weißwein und Zitronensaft gut verrühren und erwärmen. Hagebuttenkonfitüre und Butter in dieser Mischung auflösen, Birnenscheiben hinzugeben und alles 5 Min. bei mäßiger Hitze garen.
Die Sesam-Weizengrieß-Masse zu einer Rolle formen und Plätzchen abschneiden; in heißem Bratfett beidseits schön knusprig braten. Die Rebhuhnkeulen und -brüste unter dem Grill nochmals kross werden lassen und danach in gleichmäßige Scheiben schneiden und auf den Tellern anrichten. Hagebuttenbirnen und die Plätzchen dazugeben und heiß servieren.

Kaninchenfilet mit Hagebuttensoße

Zutaten: 2 EL Hagebuttenkonfitüre, 8 Stück Kaninchenfilet, 100 ml Weißwein, 100 ml Brühe, 100 ml Rahm, 2 EL scharfen Senf, 1 EL Butter, Petersilie, Pfeffer, Salz
Kaninchenfilets abwaschen, trocken tupfen mit Salz und frisch gemahlenem schwarzem Pfeffer einreiben, in der heißen Butter scharf anbraten, Filets herausnehmen und danach warm stellen. Den Bratenfond mit dem Weißwein ablöschen und leicht einkochen lassen. Brühe, Hagebuttenkonfitüre und Senf zugeben, gut unterrühren und weitere ca. 3 Min. köcheln lassen. Kaninchenfilets wieder dazugeben und ca. 5 Min. bei mäßiger Hitze ziehen lassen. Filets anrichten. Den Rahm halbsteif schlagen und unter die Soße ziehen, dann diese auf den Filets anrichten und mit fein gehackter Petersilie garnieren.

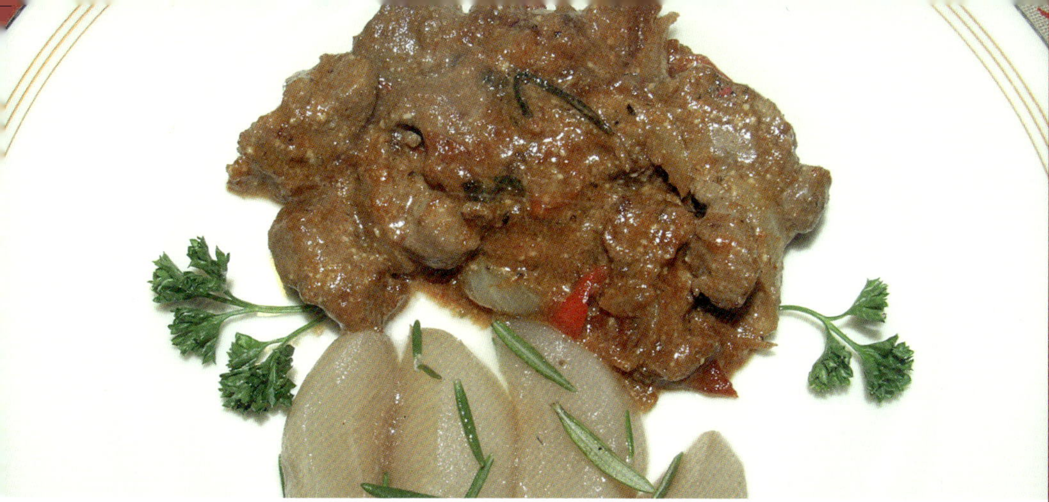

Lebergeschnetzeltes an Hagebuttensoße

Lebergeschnetzeltes in Hagebuttensoße

Zutaten: 2 EL Hagebuttenmark, 600 g Leber, 200 ml Sahne, 3 EL Mehl, 3 EL Öl, 2 Schalotten, 2 Birnen, 1 Zitrone, 1 Zweig Rosmarin, 1 TL mittelscharfen Senf, $^1/_2$ rote Peperoni, Pfeffer, Salz, Wasser

Birnen schälen, halbieren und in wenig Wasser bissfest weich kochen. Schalotten schälen und achteln. Peperoni aufschneiden, entkernen und in feine Stücke schneiden. Leber von evtl. anhaftender Haut entfernen, in Streifen schneiden und in Mehl wenden.

In einer Pfanne 2 EL Öl erhitzen und die Peperoni, Schalotten und die Leber hineinlegen; ca. 5 Min. unter mehrmaligem Wenden braten. Danach die Sahne zugeben und bei geringer Hitze wenige Minuten köcheln lassen.

Zitrone waschen, trocken tupfen und Schale abreiben. Diesen Abrieb mit Hagebuttenkonfitüre und Senf in die Pfanne einrühren. Die Leber wird zuletzt mit Salz und frisch gemahlenem Pfeffer gewürzt, sonst wird sie hart.

Birnenhälften abtropfen, Saft beiseite stellen. 1 EL Öl in einer Pfanne erhitzen und die Birnen mit der Rundung nach oben in die Pfanne legen. Rosmarinnadeln vom Stängel zupfen und auf die Birnen streuen. Pfanne abdecken und bei mittlerer Hitze ca. 5 Min. ziehen lassen.

Lebergeschnetzeltes mit den Birnenhälften servieren.

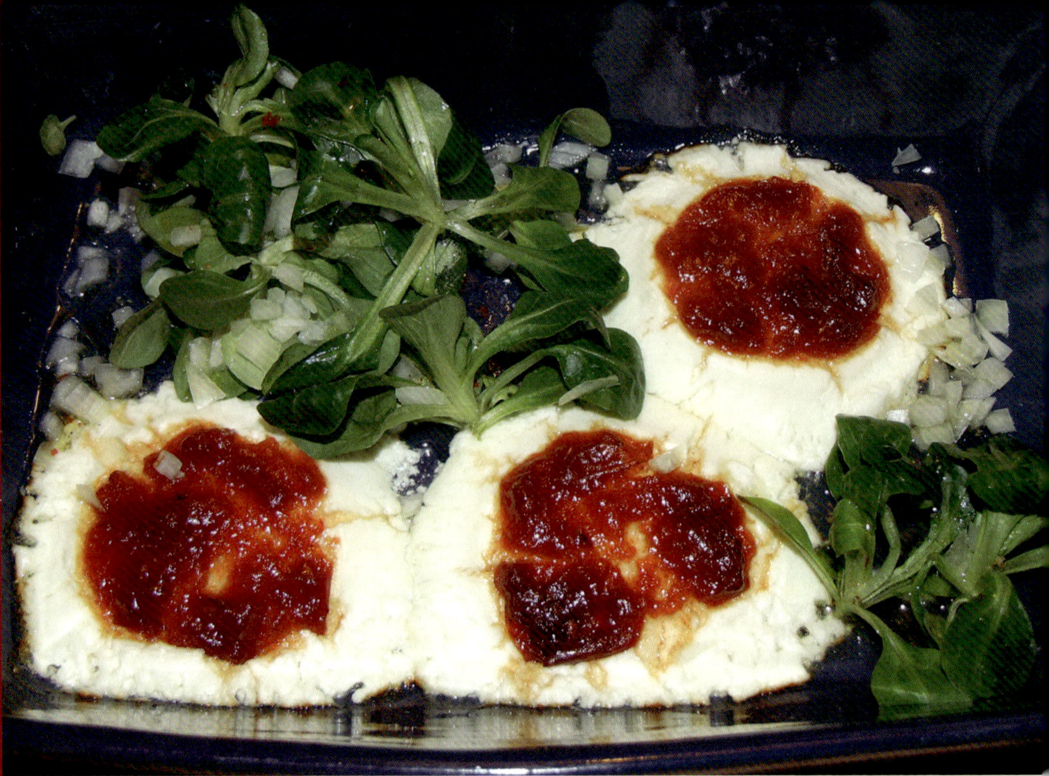

Ziegenkäse an Hagebuttenmark

Ziegenkäse an Hagebuttenmark

Zutaten: 2 EL Hagebuttenmark, 4 Ziegenkäsetaler, 150 g Feldsalat, 4 EL Olivenöl, 2 EL Zitronensaft, 1 kleine rote Zwiebel, $^1/_2$ TL Chiliflocken (getrocknete, zerkleinerte Chili), Pfeffer, Salz

Feldsalat putzen, waschen und trocken schleudern. Zwiebel schälen, halbieren und in feine Würfel schneiden.

Für das Dressing Olivenöl und Zitronensaft vermengen und mit frisch gemahlenem schwarzem Pfeffer und Salz abschmecken.

Ziegenkäse mit Hagebuttenmark bestreichen und in eine kleine Auflaufform setzen. Im Backofen so lange grillen, bis er geschmolzen und leicht gebräunt ist. Salat und Zwiebelwürfel auf Teller verteilen und mit Dressing beträufeln. Grillkäse obenauf anrichten und mit Chiliflocken garnieren.

Hirschmedaillons an Hagebuttensoße

Zutaten: 3 EL Hagebuttenkonfitüre, 600 g Hirschfilet, 250 ml trockener Rotwein, 60 g gewürfelter Bacon, 5 Wacholderbeeren, 4 Backpflaumen, 2 kleine Zwiebeln, 2 EL Butterschmalz, 2 EL Crème fraîche, 1 TL Zitronensaft, 1 Glas Wildfond, 1 Prise Zimt, 1 Packung Klöße halb & halb, Salz, Pfeffer, dunkler Soßenbinder

Backpflaumen ohne Stein in feine Streifen schneiden, in 2 EL Rotwein und 1 TL Zitronensaft marinieren. Zwiebeln schälen und würfeln. Hirschfilet waschen, trocken tupfen und in Medaillons schneiden. Butterschmalz erhitzen und Hirschmedaillons darin beidseitig anbraten und mit frisch gemahlenem schwarzem Pfeffer, Salz und den zerdrückten Wacholderbeeren würzen. Hirschfleisch aus der Pfanne nehmen und abgedeckt warm stellen. Bacon und Zwiebeln im verbliebenen Bratensatz anbraten, mit Wildfond und Rotwein ablöschen, Backpflaumen samt Marinade zugeben und alles aufkochen lassen. Hagebuttenkonfitüre und Crème fraîche unterrühren und mit frisch gemahlenem schwarzem Pfeffer, Salz und Zimt abschmecken. Nach persönlichem Geschmack mit dunklem Soßenbinder andicken. Auf den vorgewärmten Teller einen Soßenspiegel bereiten und die Hirschmedaillons darauf legen. Die fertigen Klöße in einer Schale gesondert servieren.

Rosenkohl mit Hagebuttenkonfitüre

Zutaten: 2 EL Hagebuttenkonfitüre, 1 000 g Rosenkohl, 400 ml Gemüsebrühe, 100 ml trockener Rotwein, 50 ml Portwein, 2 EL Butter, 1 Zwiebel, 1 EL Tomatenmark, 1 Lorbeerblatt, $^1/_2$ TL getrockneter Majoran, Pfeffer, Salz, Zitronensaft, Wasser

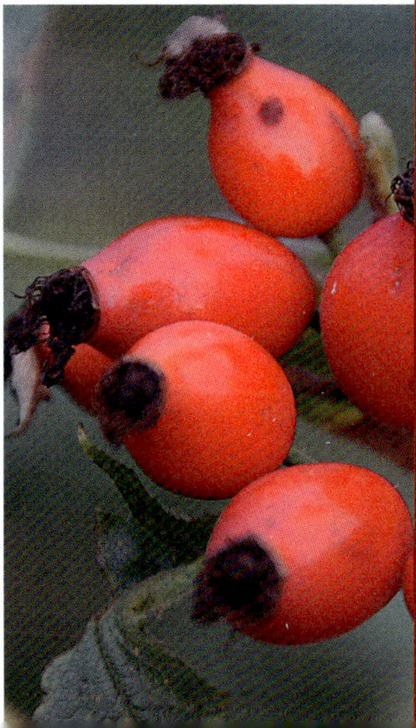

Reife Hagebuttenfrüchte

Rosenkohlröschen putzen, waschen und in kochendem Salzwasser bei mittlerer Hitze ca. 15 Min. zugedeckt garen. Danach beiseite stellen. Zwiebel schälen und fein würfeln. Butter erhitzen und die Zwiebelwürfel darin glasig dünsten; Tomatenmark unterrühren und kurz mitdünsten. Gemüsebrühe, Rot- und Portwein, Lorbeerblatt und den Majoran zugeben, umrühren und bei mittlerer Hitze ca. 10 Min. im offenen Topf mitkochen. Lorbeerblatt herausnehmen, Hagebuttenkonfitüre einrühren; mit frisch gemahlenem schwarzem Pfeffer, Salz und frisch gepresstem Zitronensaft abschmecken. Kochwasser vom Rosenkohl abgießen und die Röschen darunter mischen.

Desserts

Hagebuttensoße für Schokoeis

Zutaten: 250 g Hagebutten, 100 ml Wasser, 60 g Zucker, 1 Zitrone, Orangenlikör

Hagebutten waschen und gut abtropfen lassen, Stiele und Blütenansätze abschneiden. Alle Kerne und Härchen entfernen, nochmals gründlich waschen. Hagebutten mit dem Wasser und dem Saft einer Zitrone in einen Topf geben und kochen, bis die Schalen der Hagebutten weich sind. Masse pürieren und durch ein feines Sieb streichen. Mit Orangenlikör je nach Geschmack verfeinern – Achtung: Kinderdessert bitte ohne Likör!

Hagebuttensorbet

Zutaten: Parfait - 150 g Hagebuttenmark, 400 ml süße Sahne, 150 g Zucker, 4 Eier, 2 cl Barcadi; **Sabayon** - 150 g Zucker, 100 g Quittenmus, 50 g Walnusskrokant, 125 ml Weißwein, 4 Eier

Parfait zubereiten: Eier trennen und die 4 Eigelb mit dem Zucker schaumig schlagen, Hagebuttenmark und Bacardi dazugeben und gut vermengen. Sahne steif schlagen und unter die Masse heben. Eiweiß steif schlagen und ebenso unter die Masse heben. In Portionsförmchen geben und im Tiefkühlfach ca. 6 Stunden stehen lassen, damit die Masse fest wird.
Sabayon herstellen: Eier trennen, nur das Eigelb mit dem Zucker und dem Weißwein schaumig rühren. Schale ins Wasserbad bringen und die Masse ca. um das doppelte Volumen aufschlagen. Quittenmus zugeben und nochmals unter mäßiger Wärme gut umrühren.
Das Parfait aus den Förmchen auf Dessertteller stürzen, mit Sabayon umgießen und vor dem Servieren mit Walnusskrokant bestreuen.

Rosenblütensorbet

Zutaten: 2 EL Heckenrosenwasser, 175 g Zucker, 125 ml Wasser, 100 ml Orangensaft, 4 Stängel Minze, 2 TL Pfefferkörner, 1 Eiweiß
Zucker im Wasser erhitzen, umrühren damit sich dieser auch ganz auflöst. Topf vom Herd nehmen und Heckenrosenwasser, Orangensaft und Pfefferkörner unterrühren. Das Ganze ca. 15 Min. ziehen lassen, dann durch ein feines Sieb geben und ganz auskühlen lassen. Das Eiweiß (von 1 Ei) steif schlagen und mit dem fertigen Sirup verrühren, in die Eismaschine geben bis eine cremige Konsistenz entstanden ist, auf 4 Gläser verteilen und mit den Minzestängeln verzieren.

Hagebutten-Quark

Zutaten: 250 g Hagebutten, 250 g Magerquark, 90 g Puderzucker, 65 ml Weißwein, 50 g Frischkäse, 10 ml Orangenlikör, 1 Orange, 1 EL Sahne, 1 EL Zucker, Schokoladenraspel

Hagenbutten waschen und gut abtropfen lassen, Stiele und Blütenansätze abschneiden, halbieren und Kerne samt Härchen entfernen; nochmals gut waschen. Weißwein aufkochen und die Hagebuttenhälften hinzugeben, bei mäßiger Hitze weich köcheln. Fertige Masse pürieren und durch ein feines Sieb streichen. Orange halbieren, den Saft auspressen. Saft, Puderzucker und Orangenlikör ins Mus rühren, abkühlen lassen. Frischkäse, Magerquark, Sahne und Zucker gut verrühren. Im Wechsel mit dem Hagebuttenmus in hohe Gläser oder auch Kompottschalen füllen und mit Kokosraspeln bestreuen. Gut gekühlt servieren.

Hagebuttenäpfel

Zutaten: 2 EL Hagebuttenmus, 4 Äpfel, 2 EL Magerquark, 1 Eigelb, 1 EL gehackte Mandeln, 1 TL Honig, 1 Prise Zimt, Saft einer halben Zitrone
Äpfel waschen, trockentupfen, halbieren, Blüten, Stiele und Kerngehäuse entfernen. Hagebuttenmus, Eigelb, Mandeln und Quark glatt verrühren. Mit Honig, Zimt und Zitronensaft abschmecken und die Hälften mit der Masse füllen. Backofen vorheizen, gefüllte Äpfel auf ein Blech mit Backpapier legen und bei 225 ° C ca. 30 Min. backen.

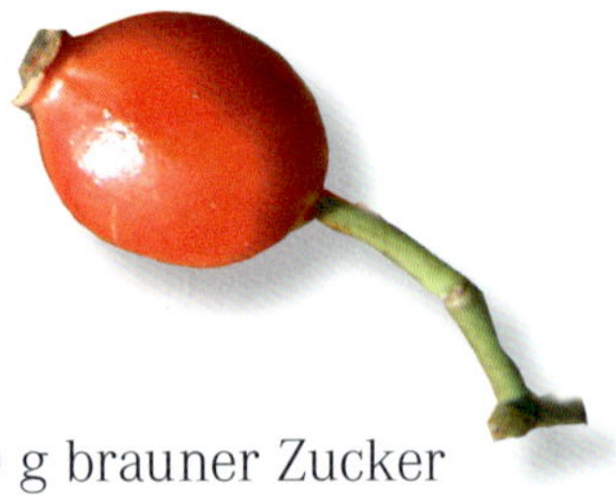

Sirup und Honig

Hagebuttensirup

Zutaten: 500 g Hagebutten, 500 ml Wasser, 500 g brauner Zucker
Hagebutten waschen, gut abtropfen lassen, Stiele und Blütenansätze entfernen, halbieren und die Kerne mit sämtlichen Härchen entfernen. Nochmals gründlich waschen, dann mit dem Wasser im Mixer zu einer feinen Paste pürieren. Im Topf mit dem Zucker mischen und kurz aufkochen, weitere 5 Min. köcheln lassen.

Heiß in kleine dunkle Flaschen/Gläser abfüllen und sofort fest verschließen. Möglichst kopfüber aufstellen, der Verschluss zieht sich dadurch fester zu und die Haltbarkeit wird verlängert.
Der Sirup ist im Kühlschrank bis zu einem Jahr haltbar. Zur Steigerung der Abwehrkräfte täglich zweimal 1 EL einnehmen.

Hagebuttenhonig

Zutaten: 2 000 g Hagebuttenfrüchte, 2 000 ml Wasser, 1 600 g Zucker, $^1/_2$ Zitrone, Zimtpulver, Nelkenpulver
Hagebutten waschen, gut abtropfen und von Stiel und Blütenansatz befreien. Im Wasser kurz aufkochen, dann Zitronensaft und Gewürze (wenn gewünscht) hinzugeben und ca. 40 Min. weich köcheln lassen. Topf abgedeckt über Nacht zum Abkühlen stehen lassen.
Den Sud dann durch ein Tuch abseihen, auf 1 000 ml Saft 800 g Zucker dazugeben und bis „honigartig" – zäh flüssig – einkochen. Dabei aber ständig umrühren – diese Masse brennt schnell an. Auftretender Schaum wird ständig abgeschöpft. Fertigen Fruchthonig heiß in Gläser füllen, sofort fest verschließen und kopfüber zum Abkühlen aufstellen.

Marmelade, Konfitüre, Gelee und Mus

Hagebuttenkonfitüre

Zutaten: 1 000 g Hagebutten, 500 g Gelierzucker 2:1, 500 ml Wasser, 250 ml Apfelsaft
Hagebutten waschen, gut abtropfen lassen, Stiele und Blütenansätze entfernen, halbieren und Kerne mit sämtlichen Härchen entfernen. Fruchthälften nochmals gründlich waschen. Mit dem Wasser ca. 25 Minuten abgedeckt weich dünsten. Danach zuerst grob mit einem Kartoffelstampfer zerdrü-

cken, danach mit dem Passierstab zerkleinern und/oder durch ein Sieb drücken. 700 g Hagebuttenmus abwiegen, den Apfelsaft und Gelierzucker gut unterrühren, alles kurz aufkochen und weitere 5 Min. köcheln lassen. Heiß in Gläser füllen, sofort fest verschließen und kopfüber zum Abkühlen aufstellen.

Hagebuttenpüree

Zutaten: 2 000 g Hagebutten, Weißwein, Zucker

Hagebutten waschen, gut abtropfen lassen, Stiele und Blütenansätze entfernen, Früchte halbieren, Kerne mit den Härchen entfernen. Eben mit Weißwein bedecken und ca. eine Woche abgedeckt stehen lassen, täglich einmal umrühren. Danach ca. 60 Min. kochen und heiß vorsichtig durch ein Sieb streichen. Gewonnene Masse abwiegen, die gleiche Menge Zucker zugeben, gut umrühren und nochmals 10 Min. aufkochen; bei Bedarf abschäumen. Heiß in Gläser füllen, sofort fest verschließen und kopfüber zum Abkühlen aufstellen.

Tipp: Passt gut zu Fleisch, als Brotaufstrich oder mit etwas Sahne verfeinert zu Eis und Waffeln.

Hagebuttensirup

Zutaten: 500g Hagebutten, 500 g Honig, 500 ml Wasser

Hagebutten waschen und gut abtropfen lassen, Stiele und Blütenansätze abschneiden, halbieren, Kerne und alle Härchen entfernen, nochmals gründlich waschen. 500 g Früchte abwiegen und im Mixer mit etwas Wasser pürieren. Das Püree mit Honig und dem restlichen Wasser im Topf gut mischen, kurz aufkochen lassen und den Sirup heiß in dunkle Flaschen oder Gläser füllen und sofort fest verschließen. Im Kühlschrank mehrere Monate haltbar.

Tipp: Täglich 1 EL Sirup zur Stärkung des Immunsystems.

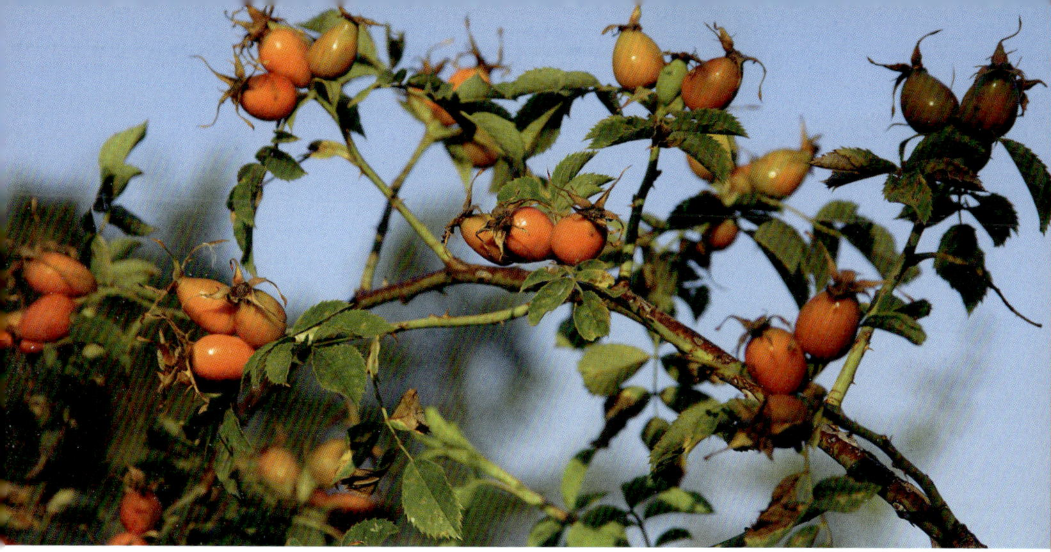

Noch unreife Hagebuttenfrüchte

Biskuit-Kuchen mit Hagebuttengelee

Zutaten: 4 EL Hagebuttenmarmelade, 50 ml Schlagsahne, 125 ml Zuckerwasser mit 8 cl Hagebuttenlikör, 100 g Puderzucker, 40 Stück Biskotten (Löffelbiskuits)

Kastenbackform zuerst mit Klarsichtfolie auslegen. Biskotten einzeln in das Zuckerwasser mit Hagebuttenlikör tauchen und in einer Reihe eng aneinander in die Form legen. Geschlagene Sahne mit Puderzucker und Hagebuttenmarmelade zu einer Creme verrühren. Eine Schicht über die Biskotten streichen, dann wieder eine Reihe Biskotten auflegen und Creme aufstreichen bis alle verbraucht wurden. Zum Abschluss restliche Creme obenauf glatt verstreichen. Über Nacht kalt stellen, am nächsten Tag mit der Folie herausheben, aufschneiden und servieren.

Zuckerhagebutten

Zutaten: 500 g entkernte Früchte, 350 g Zucker, Wasser

Küchenfertige Fruchthälften in etwas Wasser halb weich kochen. Das heiße Wasser abgießen, die Fruchtmasse mit kaltem Wasser abschrecken und im Sieb abtropfen lassen. Den Zucker mit Wasser bedeckt aufkochen, dann Früchte hinzugeben und etwa 15 Min. gar köcheln lassen. Heiß in Gläser füllen, verschließen und kopfüber aufstellen.

Hagebuttenmark

Hagebuttenmark war in früheren Zeiten eine wichtige Position des Speiseplanes. Einerseits wegen des relativ hohen Vitamin-C-Gehaltes und auch, weil man die Früchte auch noch spät im Jahresablauf ernten konnte. Hagebuttenmark ist die traditionelle Füllung für die aus Franken stammenden Krapfen.

Hagebutten-Tomaten-Marmelade

Zutaten: 2 000 g entkernte Hagebutten, 1 000 g Tomaten, Zucker, Wasser, Küchenfertige Hagebutten über Nacht eben mit Wasser bedeckt einweichen. Danach in diesem Wasser mit den zerkleinerten Tomaten ca. 10 Min. kochen, dann alles durch eine Fruchtpresse geben.

Je 1 000 g Fruchtmark 500 g Zucker dazu geben und bis zur gewünschten Konsistenz einköcheln lassen. Danach heiß in Gläser füllen, fest verschließen und kopfüber zum Abkühlen aufstellen.

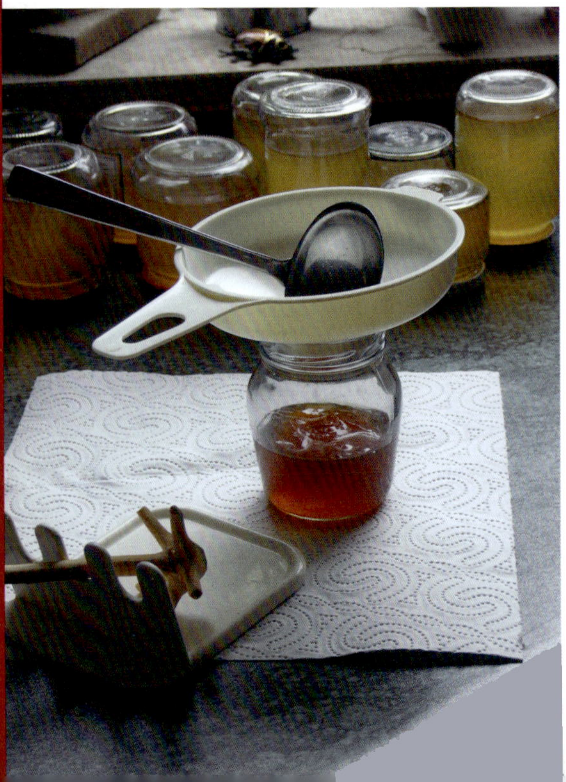

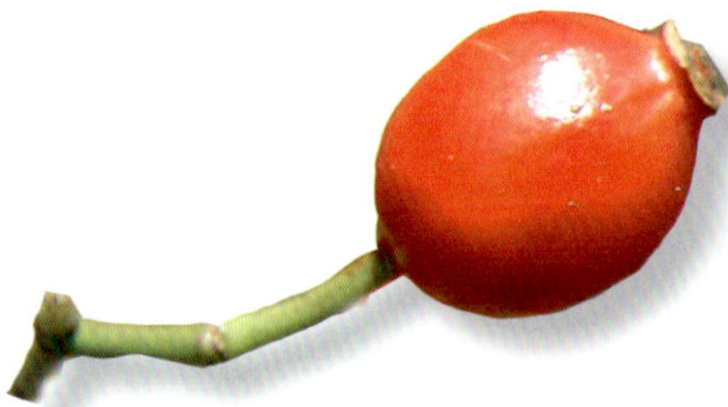

Blick in die Marmeladenküche

Bild rechts: *Hagebuttenmarmelade*

Hagebuttenmus

Zutaten: 1000 g Hagebutten, 500 ml Wasser, 150 g Honig

Hagebutten waschen und gut abtropfen lassen, Stiele und Blütenansätze abschneiden, Früchte halbieren und Kerne mit sämtlichen Härchen entfernen. Nochmals waschen. Die Hälfte der Hagebutten im Wasser 15 bis 20 Min. sehr weich kochen. Fruchtwasser abseihen und darin die zweite Hälfte der Hagebutten kochen. Alle Hagebutten durch die flotte Lotte passieren und das Mus kräftig mit dem zimmerwarmen Honig verrühren. Mus in kleine Gläser füllen und fest verschließen. Kann im Kühlschrank ca. 2 Wochen aufbewahrt werden.

Hagebutten-Fruchtaufstrich

Zutaten: 700 g Hagebutten, 500 g Honig, Vanille, Nelkenpulver, Zimtpulver, Zitronenschale

Hagebutten waschen und gut abtropfen lassen, Stiele und Blütenansätze abschneiden, Früchte halbieren und die Kerne und alle Härchen entfernen. Nochmals gründlich waschen, damit auch alle Härchen vom Fruchtfleisch entfernt wurden. Schalenhälften heiß abspülen und sofort roh pürieren. Fruchtmasse abwiegen und mit der gleichen Menge Honig gut verrühren und würzen. Dieser Hagebutten-Fruchtaufstrich kann individuell mit gemahlener Vanille, Nelkenpulver, Zimtpulver und/oder auch mit Zeesten von der Zitronenschale gewürzt werden. (geriebene Zitronenschale, wenn kein Zeestenschäler vorhanden ist)

Den Fruchtaufstrich in Gläser füllen, fest verschließen, dunkel und trocken aufbewahren. Bei guter Lagerung bis zu 3 Monaten verwendbar.

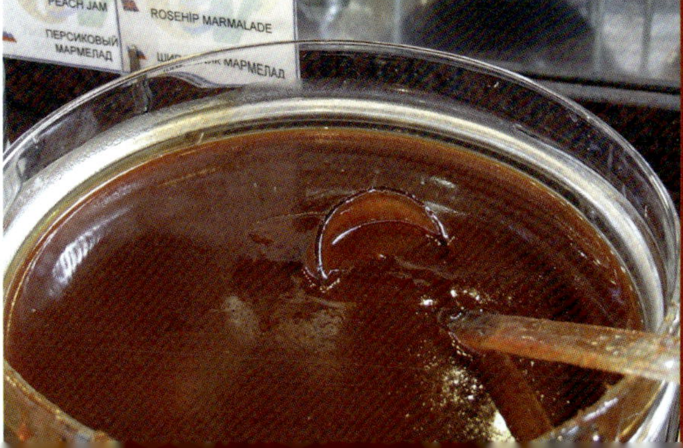

Hagebuttengelee mit Zimt

Zutaten: 1 000 ml Hagebuttensaft, 500 g Gelierzucker 2:1, 1 Zimtstange, je 1 Stück Orangen- und Zitronenschale (gewaschen, etwa $^1/_2$ Schale der jeweiligen Frucht)

Saft mit den Gewürzen aufkochen, dann weitere 5 Min. köcheln lassen, vom Herd nehmen und den Gelierzucker hineinrühren. Danach erneut aufkochen und weitere 3 Min. köcheln lassen. Nach der Gelierprobe heiß in Gläser füllen, sofort fest verschließen und kopfüber zum Abkühlen aufstellen.

Feine Hagebuttenmarmelade

Zutaten: 500 g entkernte Hagebutten, 400 g Zucker, 125 ml Apfelsaft oder Wasser, 2 Spritzer Zitronensaft

Küchenfertige gut gewaschene Hagebutten eben mit Wasser bedeckt ca. 10 bis 15 Min. weich kochen. Danach zuerst durch ein grobes und dann durch ein feines Haarsieb streichen. Apfelsaft mit Zucker und Zitrone aufkochen, Herd abstellen und das Hagebuttenmus zügig hineinrühren. Heiß in Gläser füllen, gut verschließen und kopfüber zum Abkühlen aufstellen.

Hagebutten-Apfel-Marmelade

Zutaten: 1 500 g Hagebutten, 1 200 g Zucker, 750 g grüne Äpfel, 200 ml Wasser, 100 ml Rotwein

Hagebutten waschen und gut abtropfen lassen, Stiele und Blütenansätze abschneiden, halbieren, Kerne samt Härchen entfernen, nochmals gründlich waschen. Äpfel waschen, trocken tupfen, schälen, Kerngehäuse entfernen und grob raspeln. Hagebutten, Äpfel, Wasser und Rotwein ca. 30 Min. aufkochen und anschließend durch ein Sieb passieren. Die Fruchtmasse danach gut mit dem Zucker mischen, nochmals kurz aufkochen und heiß in Gläser füllen. Sofort fest verschließen und kopfüber zum Abkühlen aufstellen.

Bild rechts: *Früchte der Wildrose*

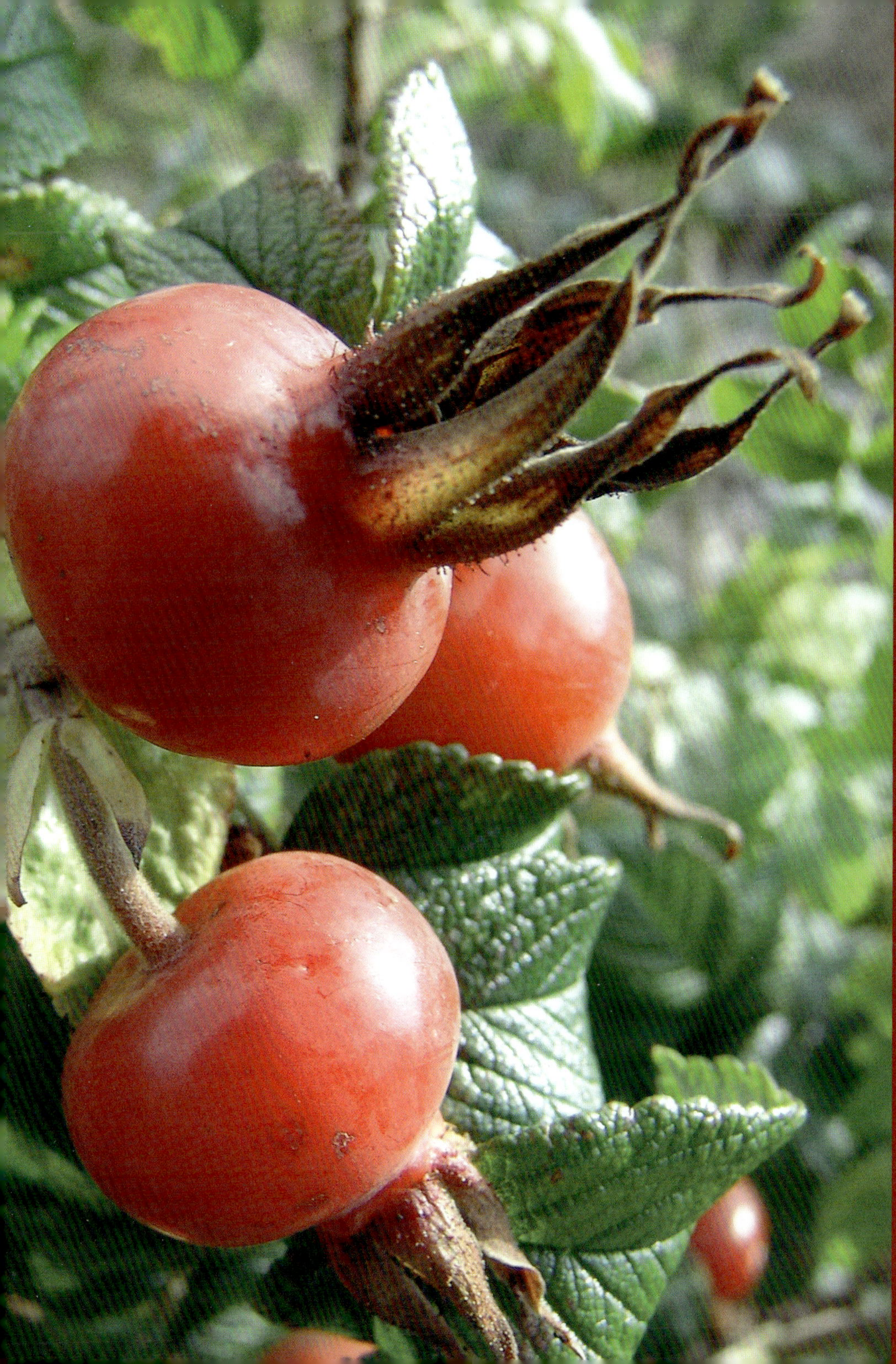

Chutney und Eingelegtes

Hagebuttenchutney

Zutaten: 750 g küchenfertige Hagebutten, 250 g Zwiebeln, 250 ml Rotwein, 250 ml Orangensaft, 250 g Gelierzucker 2:1, 125 ml Obstessig, 2 Knoblauchzehen, 2 EL Zitronenschale, 2 EL Orangenschale, 1 EL Zimt, 1 TL Ingwerpulver, 1 Msp. Nelkenpulver, Pfeffer, Salz

Das Fruchtfleisch zerkleinern, Zwiebeln schälen und in feine Würfel schneiden, beides zusammen mit dem Obstessig, Orangensaft und Rotwein kurz aufkochen. Knoblauch schälen und zerkleinern. Dann den Gelierzucker, Ingwer, Knoblauch, Nelkenpulver, Orangeschalen, Zitronenschalen und Zimt in den Topf geben, gut verrühren und mit frisch gemahlenem schwarzem Pfeffer und Salz abschmecken. Bei mäßiger Hitze ca. 15 bis 20 Min. köcheln lassen. Heiß in Gläser füllen, sofort fest verschließen und zum Abkühlen aufstellen. Bis zum Verzehr kühl und dunkel aufbewahren.

Chutneys passen gut zu Wild, Geflügel und auch Reis.

Hagebutten, süß-sauer

Zutaten: 1 000 g Hagebutten, 500 g Zucker, 380 ml Wasser, 125 ml 12%iger Essig, 5 Nelken, 1 Stück Ingwer, 1 TL Zimt

Hagebutten waschen und gut abtropfen lassen, Stiele und Blütenansätze abschneiden, halbieren, Kerne und sämtliche Härchen entfernen, nochmals gründlich waschen. Wasser mit Essig, Ingwer, Nelken, Zimt und Zucker aufkochen und weitere 2 Min. köcheln lassen. Hagebutten zugeben und zusammen ca. 30 Min kochen lassen. Danach die weichen Hagebutten mit einem Schaumlöffel herausnehmen, heiß in Gläser füllen und mit dem heißen Sud randvoll auffüllen.

Gläser sofort fest verschließen und zum Abkühlen kopfüber abstellen.
Tipp: Diese Hagebutten verfeinern Geflügel- und Wildgerichte.

Saft, Likör, Wein und Bowle

Hagebuttensaft

Zutaten: 2 000 g Hagebutten, 2 000 ml Wasser, 250 g Einmachzucker
Hagebutten waschen und gut abtropfen lassen, Stiele und Blütenansätze entfernen. Verwendet man beim Kochen die ganzen Hagebutten mit Kernen und Härchen wird der Saft süßer. Aber: dieser Saft muss gründlich durch ein sehr feinmaschiges Sieb oder Leinentuch gefiltert werden, damit keine Härchen in den Saft gelangen.
Früchte im Wasser weich kochen und anschließend durch ein geeignetes Tuch/Sieb filtern. 1 000 ml Saft abmessen und den Einmachzucker hineinrühren, kurz aufkochen und weitere 10 Minuten köcheln lassen. Heiß in Flaschen abfüllen und sofort fest verschließen.

Hagebuttenlikör mit Kandis

Zutaten: 1 000 g Hagebutten, 150 g weißer Kandis, 700 ml Korn
Hagebutten waschen und gut abtropfen lassen, Stiele und Blütenansätze abschneiden, halbieren und die Kerne mit den Härchen entfernen. Früchte nochmals gut waschen und abtropfen lassen. Hagebutten und Kandis in gleichen Teilen in geeignete Flaschen füllen und mit dem Korn gut bedeckt auffüllen. Flaschen verschließen und ca. 2 Monate kühl abstellen. Danach durch geeignetes Sieb/Tuch zum Verbrauch abfüllen.

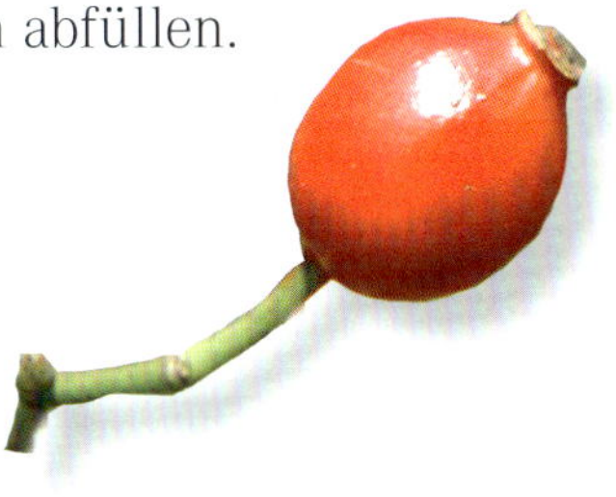

Hagebuttenlikör

Zutaten: 500 g entkernte Hagebutten, 125 g Zucker, 700 ml Weinbrand

Küchenfertige Früchte, Zucker und Weinbrand in gleichen Teilen in weithalsige Flaschen füllen. Diese ca. 3 Wochen an einem warmen Ort aufstellen, gelegentlich schütteln. Dann durch ein geeignetes Tuch/Sieb abseihen, damit keine Härchen in den Likör gelangen! In Flaschen umfüllen und gut verschließen.

Hagebuttenlikör mit Kirschwasser

Zutaten: Frische Hagebutten, 700 ml Kirschwasser, 250 ml Wasser, 200 g weißen Kandiszucker

Hagebutten waschen und gut abtropfen lassen. Stiele und Blütenansätze abschneiden, halbieren und alle Kerne samt den Härchen entfernen, nochmals waschen. 250 g abwiegen, Fruchtschalen in ein großes Glas/Flasche geben und mit Kirschwasser eben auffüllen. Verschlossen ca. 4 Wochen (mindestens) an einem warmen Ort abstellen.

Den Kandiszucker im Wasser auflösen. Den Likör gründlich abseihen, mit dem Zuckerwasser mischen, in Flaschen füllen und weitere 4 Wochen bis zum ersten Anstoßen ruhen und reifen lassen.

Hagebuttenbowle

Zutaten: 4 Beutel Hagebuttentee, 500 ml Wasser, 1 Flasche Mineralwasser, 1 Flasche roter Johannisbeersaft, 1 TL Zitronensaft, 1 EL Honig

Wasser aufkochen, die Teebeutel übergießen und 5 Min. ziehen lassen. Den Tee in eine Glaskaraffe gießen und die restlichen Zutaten – je nach Geschmack – dazugeben und gut verrühren. Kühl servieren!

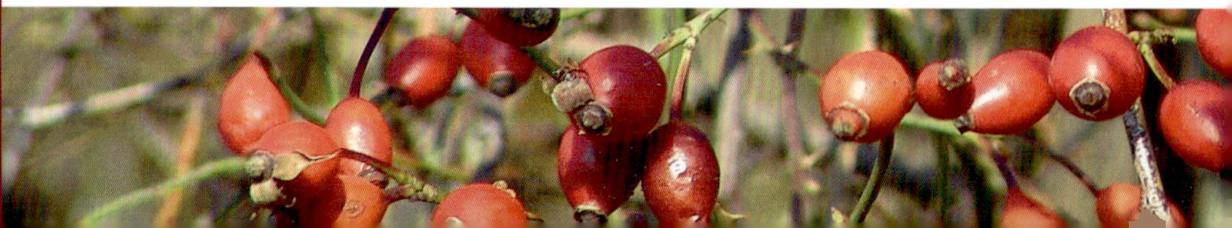

Hagebuttendessertwein

Zutaten: Hagebutten, Zucker, Wasser, Bäckerhefe

Hagebutten waschen und gut abtropfen lassen, Stiele und Blütenansätze entfernen. Mengenverhältnisse: 1 000 g Hagebutten, 2 000 ml heißes Wasser, 1 000 g Zucker

Hagebutten in den Weinballon füllen, Wasser und Zucker dazugeben. Am nächsten Tag 2 Würfel Bäckerhefe – auf das angegebene Mengenverhältnis – zugeben. Den Ballon mit einem Wattebausch nicht zu fest verschließen und während der wochenlangen Gärzeit ab und zu schütteln. Wenn die Gärung abgeschlossen ist, steigen nur noch wenige Luftbläschen nach oben. Dann wird der Wein vorsichtig abgezogen, die festen Bodenteilchen bleiben dabei am Boden des Ballons. Der erste abgezogene Jungwein wird nun probiert: zu sauer – Zucker dazugeben; zu starke Prozente – mit Wasser verdünnen. Danach den Jungwein wieder in den gereinigten Ballon einfüllen und Gärröhrchen aufsetzen. Der Wein tritt nochmals in eine Phase der Gärung ein. Wenn diese beendet ist treten keine Bläschen mehr im Gärröhrchen auf. Dann in Flaschen abfüllen und fest verschließen.

Kuchen

Eis-Christstollen mit Hagebuttensoße

Zutaten: 2 EL Hagebuttenmark, 2 Handvoll Hagebutten, 750 ml süße Sahne, 250 ml Wasser, 200 g Zucker, 50 ml Milch, 50 g Korinthen, 50 g Rosinen, 50 g Orangeat, 50 g Zitronat, 50 g Mandeln, 6 Eier, 1 TL Lebkuchengewürz, Puderzucker, Kakaopulver

Den Zucker bei mittlerer Hitze in einem Topf schmelzen lassen, mit einem

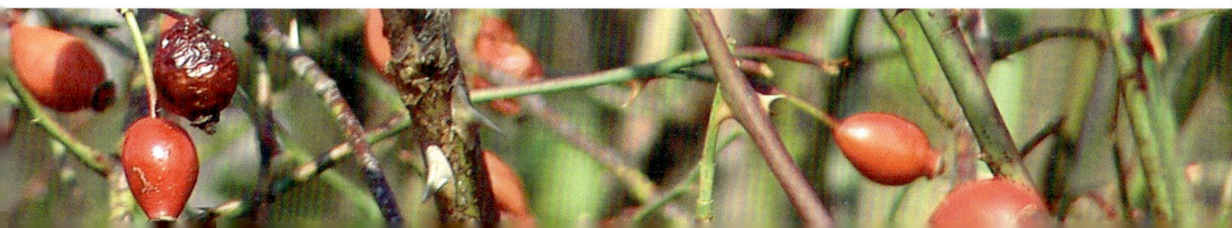

Löffel rühren bis er goldbraun karamellisiert ist. Topf vom Herd nehmen, Masse abkühlen lassen, Milch dazugeben und bei geringer Hitze den karamellisierten Zucker in der Milch völlig auflösen lassen. 3 Eier trennen; davon das Eigelb und weitere 3 Eier in ein Gefäß über einem Wasserbad geben. Die Karamellflüssigkeit hineinrühren und im Wasserbad mit den Eiern zu einer schaumigen, nicht zu dünnen Masse aufschlagen. Danach die Schale aus dem Wasserbad nehmen, in Eiswasser setzen und rühren, bis die Eierschaummasse völlig abgekühlt ist. Orangeat und Zitronat fein hacken, beides mit den Korinthen, Rosinen und gehobelten Mandeln in ein Sieb schütten, waschen, gut abtropfen lassen. Die Sahne steif schlagen. In die abgekühlten Eierschaummasse das Lebkuchengewürz mischen und gut unterrühren; danach die geschlagene Sahne, Korinthen, Mandeln, Orangeat, Rosinen und Zitronat unterheben. Stollenform mit Alufolie auslegen, die Masse in die Form füllen und glatt streichen; für 6 Stunden in einen Gefrierschrank stellen. Die Hagebutten waschen und halbieren, Stiele und Blütenansätze sowie die Kerne mit sämtlichen Härchen entfernen und nochmals gründlich waschen. Zucker und Wasser aufkochen und die Hagebuttenteile dazugeben, bei mittlerer Hitze ca. 45 Min. köcheln lassen. Einige Hagebuttenschalen für die Garnitur herausnehmen und die restlichen mit dem Hagebuttenmark pürieren, dann durch ein Sieb streichen und mit Zitronensaft und bei Bedarf auch mit Zucker abschmecken. Den kalten Stollen aus der Stollenform stürzen und die Alufolie ganz vorsichtig abziehen. Dann zuerst mit Kakaopulver und danach mit Puderzucker bestreuen. Nun in Scheiben schneiden und jede mit einer Hagebuttenschale und etwas Hagebuttensoße verzieren. Auf Desserttellern servieren.

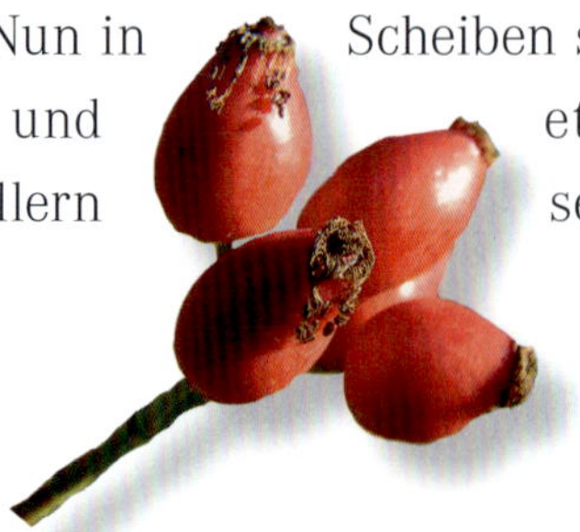

Hagebuttenmakronen

Zutaten: 40 g Hagebuttenmark, 250 g Puderzucker, 200 g gemahlene Mandeln, 50 g gehackte Mandeln, 3 Eier, $^1/_2$ Zitrone

Eier trennen und das Eiweiß halb steif schlagen; den Puderzucker nach und nach unterheben. 3 EL dieser Masse zugedeckt zur Seite stellen. Zitrone gründlich abwaschen und auspressen, die Schale abreiben. Saft und Schale in die Eiweißmasse rühren und dann das Hagebuttenmark und alle Mandeln unterheben. Backblech mit Backpapier auslegen; zwei Teelöffel nass machen und damit kleine Teighäufchen auf das Papier bringen. In jede Makronenmitte eine kleine Vertiefung drücken und ein wenig von der beiseite gestellten Eiweißmasse hineinfüllen. Die Makronen bleiben jetzt 120 Min. bei Zimmertemperatur stehen, damit sie abtrocknen können. Danach den Backofen vorheizen und die Makronen bei 160° C ca. 20 Min. backen.

Hagebuttenkuchen

Zutaten: 200 g Hagebuttenmus, 265 g Honig, 150 g fein gemahlener Weizen, 125 g Kokosflocken, 80 g Butter, 50 g Haselnüsse, 5 Eier, 1 TL Backpulver, 1 Prise Zimt

Aus dem fein gemahlenen Weizen, Honig (140 g), 2 Eiern, Zimt und dem Backpulver einen glatten Teig rühren und ihn ca. 30 Min. in den Kühlschrank stellen. Kuchenteig dann auf der Springform auslegen und im vorgeheizten Herd bei 180 ° C ca. 15 Min. backen. Haselnüsse grob hacken und mit den Kokosflocken leicht anrösten, abkühlen lassen. 3 Eier trennen und die Eiweiße sehr steif schlagen, restlichen Honig langsam zugeben und weiter schlagen bis eine dicke Schaummasse entsteht. Die geröstete Nuss-Kokosflockenmischung unterheben. Das Hagebuttenmus auf den Kuchenboden streichen, am Rand ca. $^1/_2$ cm frei lassen. Nun die Eiweißmasse gleichmäßig darüber verteilen. Wiederum bei 180 ° C ca. 20 Min backen, bis die Eiweißmasse fest ist. Wenn der Kuchen einen Tag durchgezogen ist, kommen alle Aromen noch besser zur Wirkung als beim Sofortverzehr.

Eis

Hetschepetschen-Gefrorenes (Hagebutteneis)

Im „Linzer Kochbuch“ von 1804 wurde folgendes Rezept gefunden: Weiche Hagebutten aufschneiden, Kerne und Härchen entfernen. In einem Wasser-Wein-Gemisch weich kochen, fein passieren. Mit Zucker, Zimt, Zitronenschale so lange kochen, bis die Masse eindickt. Auskühlen lassen und einfrieren.

Hagebutteneis

Zutaten: 180 ml Hagebuttenmark, 2 EL Hagebuttengelee, 200 ml Sahne, 2 EL Rohrzucker, 1 Zitrone, Zimt

Das ohne Zuckerzusatz hergestellte Hagebuttenmark mit dem Zitronensaft, einigen Zeesten von der sauber gewaschenen Zitronenschale, mit einer Prise Zimt und dem Hagebuttengelee glatt verrühren. Nun die Sahne unterrühren und alles in den Eisbereiter oder in einen geeigneten Behältern im Tiefkühler geben. Je nach Jahreszeit mit einem Rosenblatt, Blütenblatt oder auch einer Hagebuttenfrucht dekorieren und so auf die Hagebutten Leckerei hinweisen.

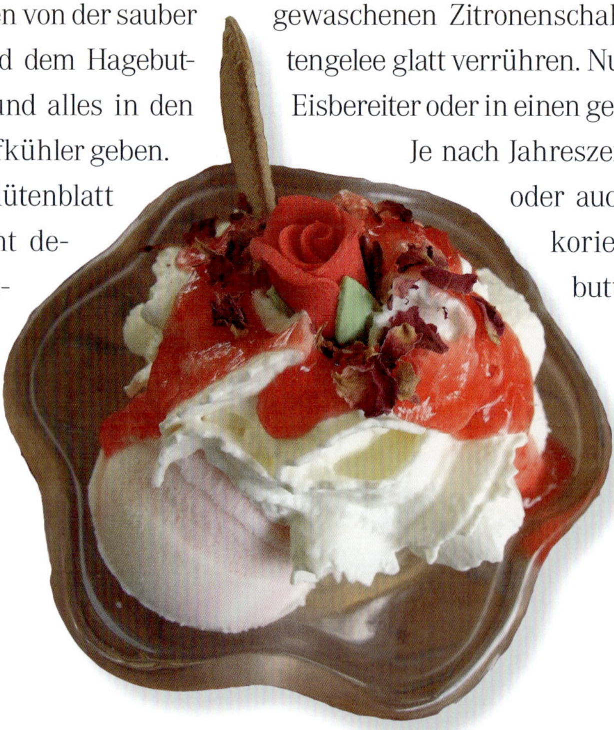

Rosenblüteneis à la Rosarium Sangerhausen

Öl, Senf und Essig

Hagebuttenöl wird in der Pharmazie und in der Kosmetikbranche verwendet. Es wird aus den Fruchtkernen der Wildrosen gewonnen. Eine Verwendung in der Küche ist uns nicht bekannt.

Hagebuttensenf

Zutaten: 100 g Hagebutten-Fruchtaufstrich, 3 TL Körniger Senf,
1 EL Kirschkonfitüre, Pfeffer, Salz

Hagebutten-Fruchtaufstrich und Senf gut verrühren, mit Salz und frisch gemahlenem schwarzen Pfeffer abschmecken, Kirschkonfitüre glatt unterrühren.

Tipp: Passt gut zu Gänsekeule

Hagebuttenessig

Zutaten: Hagebutten, Weinessig

Vollreife Hagebutten waschen und gut abtropfen lassen, von Stiel und Blütenansatz befreien, halbieren, damit der Essig während der Reifezeit die Früchte gut auslaugen kann. Früchte in ein Gefäß füllen und den Weinessig eben bedeckend auffüllen. 4 bis 6 Wochen an einem möglichst hellen und warmen Ort abstellen und alle 2 bis 3 Tage schütteln. Nach der Reifezeit durch ein feines Tuch filtern und in Flaschen abfüllen. Der abgefüllte Hagebuttenessig wird kühl und dunkel gelagert.

Tipp: Passt gut zu fruchtigen Salaten, Wild- und Fleischgerichten, aber auch als Zusatz in Getränkewasser.

Literaturhinweise, eine Auswahl

Anthea: Das Buch der Hexenkräuter; VPM Verlagsunion Pabel Moewig KG, Rastatt, o.J.

Au, Franziska von: Die Hausapotheke; Bassermann-Verlag, o.J.

Bächthold-Stäubli, Hanns und Hoffmann-Krayer, Eduard: Handwörterbuch des deutschen Aberglaubens; Verlagsgruppe Weltbild GmbH, Augsburg, Orig., Lizenzausgabe 2008

Bickel, Gabriele: Mein Kräuterhexenwissen; Franckh-Kosmos Verlags-GmbH & Co., Stuttgart, 1997

Bingen, Hildegard von: Weisheiten und Ratschläge für jeden Tag; Hrsg. Conrad-Seibert, Angelika und Hechtberger, Karin; Pattloch Verlag, Augsburg, 1997

Breschke, Joachim: Obstgehölze; Verlagsunion Erich Pabel-Arthur Moewig KG, Rastatt, 1989

Davidis, Henriette: Praktisches Kochbuch für die gewöhnliche und feinere Küche; Verlag von Velhagen & Klasing, Bielefeld und Leipzig 1887, 26. Aufl.

Donath, Prof. Erhard: Obst und Gemüse selbst verwertet; VEB Fachbuchverlag Leipzig, 4. Aufl., 1990

Dörfler, Dr., Dr. Friedrich und Roselt, Prof. Dr. habil. Gerhard: Unsere Heilpflanzen; Urania Verlag, Leipzig-Jena-Berlin, 3. Aufl., 1964

Ehrhardt, Mathilde: Grosses illustriertes Kochbuch; Verlagsdruckerei Merkur, Berlin, Reprint der Aufl. Weltbild Verlag GmbH, Augsburg 1996

Elstner, Prof. Dr. Erich F. (Hrsg.); Pokorny, Dr. Ing. Jaromir (Text): Sträucher und Gehölze; Lingen Verlag, Köln,1989

Fink-Henseler, Roland W.: Großmutters Hausapotheke; Gondrom Verlag, Bindlach, 1987

Friedrich, Prof. Dr. Dr. h.c. Gerhard u. Schuricht, Dr. Werner: Seltenes Kern-, Stein- und Beerenobst; Neumann Verlag, Leipzig-Radebeul, 1985

Fuchs, Leonhart: New Kreuterbuch; VMA Verlag, 2002 Nachdruck der Baseler Ausgabe durch Michael Isingrin von 1543

Göritz, Hermann: Laub- und Nadelgehölze für Garten und Landschaft; VEB Deutscher Landwirtschaftsverlag, Berlin, 5. Aufl., 1986

Gröger, Frieder: Pilze und Wildfrüchte; Verlag für die Frau, DDR, Leipzig, 3.Aufl., 1985

Guthjahr, Markusine: Aromaschätze wilde Früchte und Gewürze; Landbuch Verlag, Hannover, 2004

Hahn, Mary: Das Küchenlexikon; Franckh-Kosmos-Verlags-GmbH & Co. Kg, Stuttgart, 2008

Hildebrandt, I.: Die Schlehe; Herausgeber Stadt Leipzig, Der Oberbürgermeister, Amt für Umweltschutz, Leipzig, o.J.

Iden, Karin: Jetzt geht`s ans Eingemachte; Verlag W. Hölker GmbH, Münster, 2000

Jacob, Frank D.: Die kleine Wildobst-Fibel; Arbeitsgruppe `Wildobst` Brandenburg/Berlin, 2001

Koschtschejew, A. K.: Wildwachsende Pflanzen in unserer Ernährung; VEB Fachbuchverlag Leipzig, Leipzig, 2. Aufl.,1990

Lehari, Gabriele: Früchte einkochen, kandieren, einlegen; Eugen Ulmer GmbH & Co., Stuttgart, 2. Aufl., 2002

Löser, Dr. Frank: Schlehen, Monatsschrift Premiere, rundum Verlag, Schwerin, 2000

Löser, Dr. Frank & Evemarie: Wildfrüchte; Demmler Verlag, Ribnitz-Damgarten, 3. Aufl.; 2012

Löser, Dr. Frank & Evemarie: Wildblüten- und Kräutergelees; Demmler Verlag, Ribnitz-Damgarten, 2012

Ludwig, Otto: Im Thüringer Kräutergarten; Greifenverlag, Rudolstadt, 2. Aufl., 1984

Mayer, Dr. Johannes Gottfried, Uehleke, Dr. med. Bernhard und Saum, Pater Kilian OSB: Das große Handbuch der Klosterheilkunde, Verlagsgruppe Weltbild GmbH, Augsburg, 2005

Niedereder, M. E.: Linzer Kochbuch; Verlag der k.k. oriv. Akad. Kunst-, Musik- und Buchhandlung, Linz, 1804

Nöldner, Walter: Aus Wald und Flur; Cigaretten-Bilderdienst Hamburg-Bahrenfeld, 576.-675. Tausend, 1937

Nürnberger, Frank: Oberlausitzer Marmeladenkochbuch; Oberlausitzer Verlag Frank Nürnberger, Spitzkunnersdorf, 2010

Pahlow, Apotheker Mannfried: Das grosse Buch der Heilpflanzen; Bechtermünz Verlag, Lizenzausgabe für Weltbild Verlag GmbH, Augsburg, 1999

Prihoda, Doz. Ing. Antonin: Heilende Natur; Verlag Werner Dausien, Hanau,1989

Romagnoli, Gioia und Vasetti, Stefania: Klassische Kräuter und Heilpflanzen; Flechsig-Buchvertrieb; Stürtz Verlag GmbH, Würzburg, 1996

Schretzenmayr, Martin: Taschenbuch der heimischen Bäume und Sträucher; Urania-Verlag, Jena, 1954

Schretzenmayr, Prof. Dr. Martin: Heimische Bäume und Sträucher Mitteleuropas; Urania-Verlag, Jena-Berlin, 1989

Schubert, Eva-Maria: Heilkräuter im Mittelalter; Schubert-Verlag, Blindheim, 2007

Siegmund, Ferdinand: Omas Lexikon der Kräuter und Heilpflanzen; Bechtermünz Verlag GmbH, Eltville am Rhein, 1990

Thurzowa, L. et.al.: Lexikon der Heilpflanzen; Lingen Verlag, Köln,1986

Völkel, Ulrich: Bäume und Sträucher; Rhino Verlag, Ilmenau, 2011

Wengel, Tassilo: Wildobst, Sammeln & zubereiten; BuchVerlag für die Frau, Leipzig, 2008

Zander et.al.: Handwörterbuch der Pflanzennamen; Eugen Ulmer GmbH, Stuttgart, 27. Aufl., 2002

o.V.: Die grosse Enzyklopädie der Heilpflanzen, Neuer Kaiser Verlag, Gesellschaft m.b.H., Klagenfurt, 1994

o.V.: SPÄTH-BUCH; Baumschulkataloge der Späth`sche Baumschulen Handel GmbH; Berlin, 2011

o.V.: Dausiens grosses Buch der Bäume und Sträucher; Verlag Werner Dausien, Hanau, o.J.; (Artia, Prag, 1985)

o.V.: Unsere Gesundheit – Heilkräuter; H.W. Anzeigenverlag GmbH, Affalterthal, o.J.

o.V.: Was Mägen mögen...; Steigerwald Arzneimittelwerk GmbH, Darmstadt, 1996

o.V.: Rezepte für den Wintervorrat; Bezirksverband Neubrandenburg der Journalisten der DDR, Neubrandenburg, Teil 8, 1989

Zu den Autoren

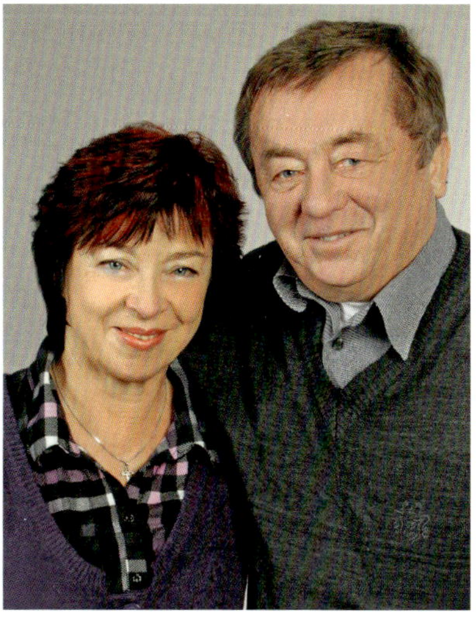

Evemarie Löser

1949 in Ulrichshalben, unweit von Weimar geboren. Nach dem Schulbesuch Berufsausbildung, dann Meister für Lederverarbeitung. 1973 Umzug nach Schwerin/Meckl.

Von 1980 bis zum Ruhestand 2011 im Sozialwesen tätig. Neben Familie (zwei erwachsene Kinder) und Beruf immer Freude im Umgang mit Menschen, am Kleingarten und an der Verarbeitung der Ernte.

Liebt die Kommunikation in Wort und Schrift und kreatives Gestalten.

Dr. Frank Löser

1944 in Lößnitz bei Freiberg/Sachsen geboren. Nach Schulbesuch Ausbildung zum Gärtner und Besuch der Fachschule für Pflanzenschutz in Halle/Saale 1963-66. Viele Jahre Mitarbeiter im Pflanzenschutzamt Karl-Marx-Stadt. 1969-1974 Fernstudium zum Dipl.-Agr.-Ing. und anschließend außerplanmäßige Dissertation. Der Autor lebt seit 1984 in Mecklenburg und hat zwei erwachsene Kinder. Ab 1990 bis zum Ruhestand 2010 selbstständig im Bereich der Werbeakquise tätig. Seine besonderen Hobbys sind das Entdecken und Erkunden der Natur, der Pflanzen- und Tierwelt.

Im Demmler Verlag sind von ihm bisher die Sagenbände „Thüringer Wald", „Weimarer Land" und „Die Ostseeküste. Von Wismar bis Warnemünde" erschienen. Gemeinsam veröffentlichten sie, ebenfalls im Demmler Verlag, „Wildfrüchte", „Der Sanddorn", „Zwiebeln", „Kartoffeln", „Wildblüten- und Kräutergelees" und „Schlehen & Hagebutten".

In der beliebten Naturpflanzenreihe für Küche und Hausapotheke sind bisher erschienen:
Jeder Band mit zahlreichen Farbfotos zu einem Preis von **€ 8.95**

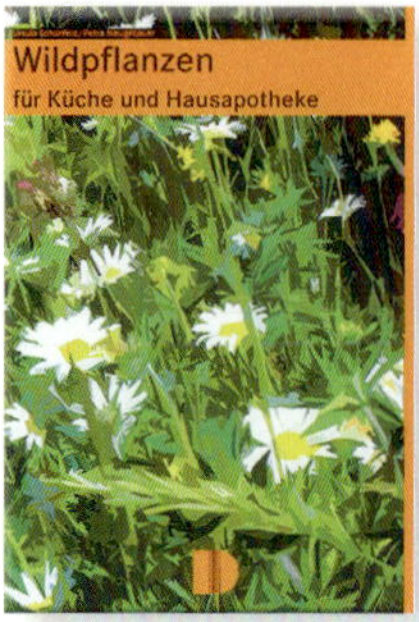

Ursula Schönfeld
Petra Neugebauer
ISBN 978-3-910150-68-3

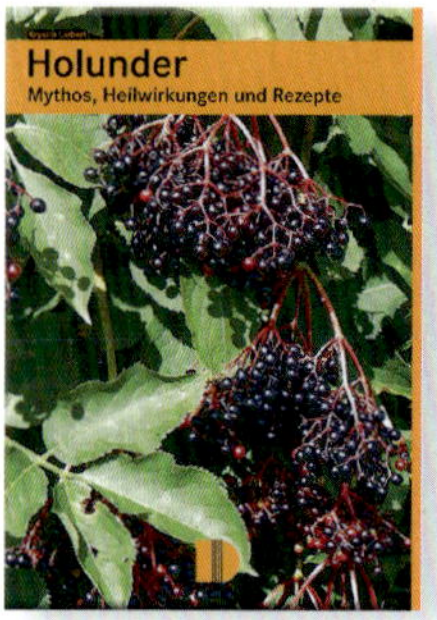

Krystin Liebert
ISBN 978-3-910150-79-9

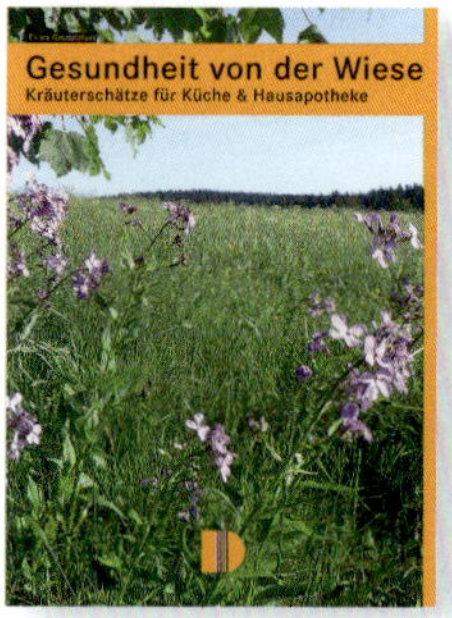

Elvira Grudzielski
ISBN 978-3-910150-95-9

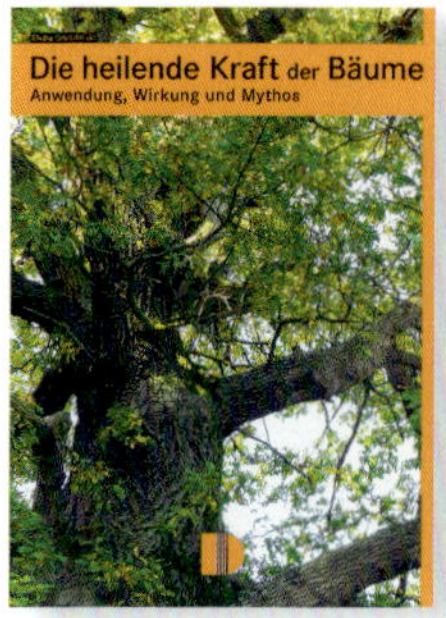

Elvira Grudzielski
ISBN 978-3-944102-01-6

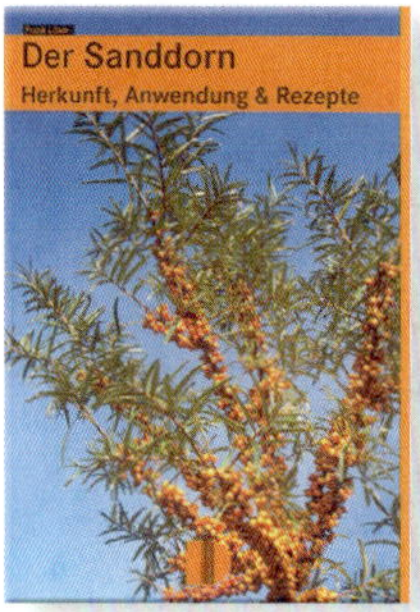

Evemarie u.Frank Löser
ISBN 978-3-944102-03-0

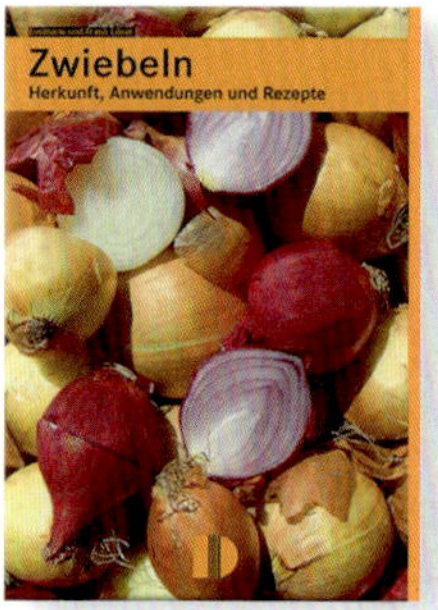

Evemarie u.Frank Löser
ISBN 978-3-910150-87-4

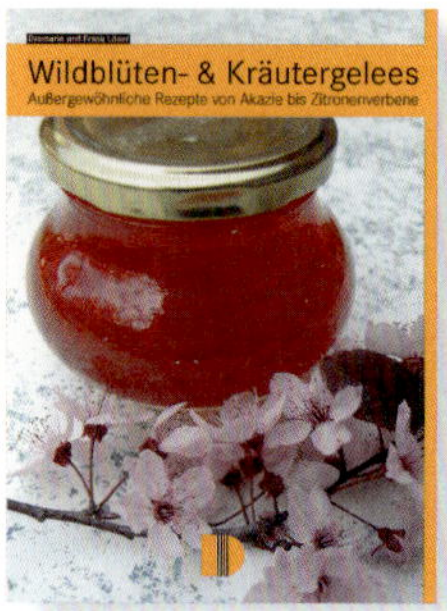

Evemarie u.Frank Löser
ISBN 978-3-910150-98-0

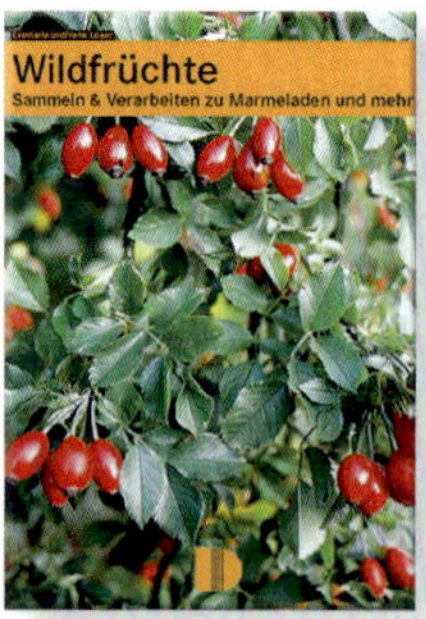

Evemarie u.Frank Löser
ISBN 978-3-910150-80-5

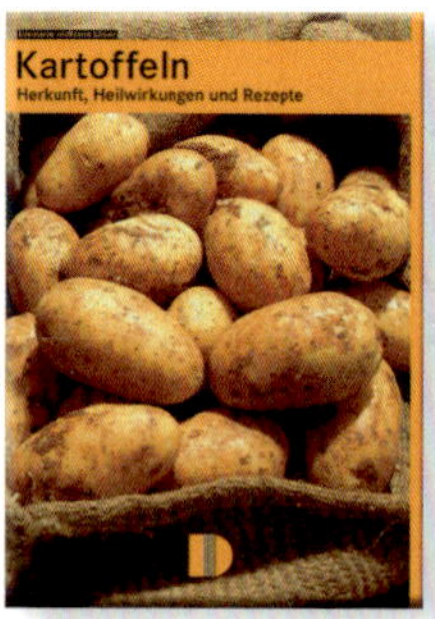

Evemarie u.Frank Löser
ISBN 978-3-910150-88-1

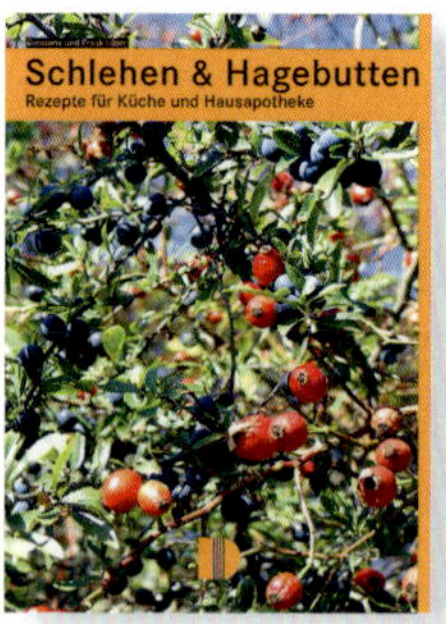

Evemarie u.Frank Löser
ISBN 978-3-910150-97-3

Erhältlich in jeder Buchhandlung oder bei
Demmler Verlag GmbH
An der Bäderstraße 7 c
18311 Ribnitz-Damgarten
Tel. 03821/706397
Fax. 03821/708876
info@demmlerverlag.de

Bestell-Hotline – Verlagsauslieferung grünes herz
Tel. 03677/46628-10
Fax. 03677/46628-11
bestellung@gruenes-herz.de